DES

ACCIDENTS GRAVIDO-CARDIAQUES

PAR

J. MARTY,

Docteur en médecine de la Faculté de Paris.
Aide-major stagiaire au Val-de-Grâce.

PARIS

V. ADRIEN DELAHAYE ET Cᵒ, LIBRAIRES-ÉDITEURS,

Place de l'École-de-Médecine.

1876

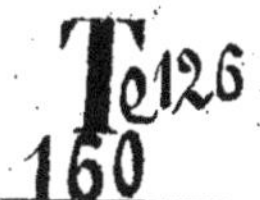

ACCIDENTS GRAVIDO-CARDIAQUES

PAR

J. MARTY,

Docteur en médecine de la Faculté de Paris,
Aide-major stagiaire au Val-de-Grâce.

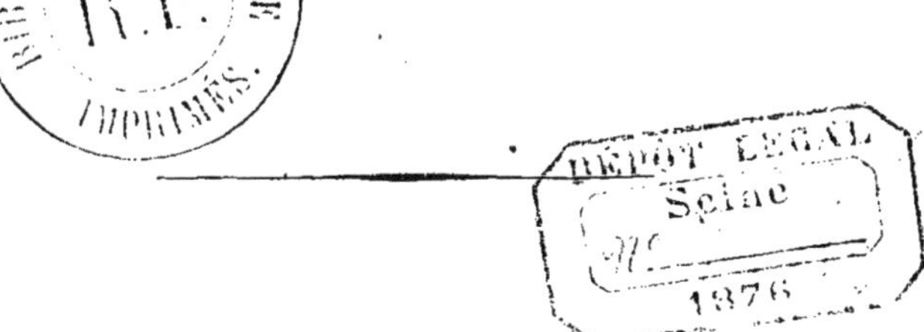

PARIS

V. ADRIEN DELAHAYE ET Cⁱᵉ, LIBRAIRES-ÉDITEURS,

Place de l'École-de-Médecine.

—

1876

INTRODUCTION.

La question qui fait l'objet de cette étude est presque toute
française. Par là, nous entendons dire que c'est à notre clinique que l'on doit essentiellement d'avoir posé le problème
et d'avoir déjà fourni de nombreux matériaux pour le résoudre. Il nous a paru utile de les réunir, et nous avons pensé
qu'il serait actuellement possible de saisir quelques-unes des
lois sous la dépendance desquelles se produisent les accidents
que nous avons a étudier.

Tel est, en effet, le but que nous nous sommes proposé
d'atteindre : Etudier d'une façon spéciale les causes de ces
accidents ; les grouper suivant des divisions en rapport avec
la pathogénie, que la physiologie pathologique aurait établi ;
enfin, tenter une appréciation rationnelle du pronostic. D'où
trois grandes divisions, trois points distincts dont nous n'a-
vons pas voulu sortir.

Ceci n'est donc pas, à proprement parler, un travail de clinique. Lorsque nous conçûmes la pensée de nous arrêter à ce
sujet comme travail inaugural, nous pensions lui donner, à
ce dernier point de vue, de plus grands développements.
Mais, M. le Dr Berthiot, dans une thèse récemment soutenue
et préparée en même temps que la nôtre, s'y est arrêté d'une
facon spéciale. La plupart des observations ont été communiquées séparément à chacun de nous. Aussi avons-nous cru

pouvoir, de ce côté-là, largement élaguer le sujet, pour éviter des appréciations qui, devant être le plus souvent les mêmes, devenaient inutiles.

Nous avons donc pensé qu'il serait intéressant de mettre, en regard des faits actuellement acquis à la science, en regard des observations publiées, un travail qui les réunît rapidement par grandes catégories, afin de saisir les liens qui les unissent et les lois générales qui en régissent le développement. M. le Dr Pinard attira notre attention sur le rôle de l'accumulation de l'acide carbonique dans le liquide nourricier de l'organisme. Il nous fit entrevoir la possibilité, en face du travail de M. Berthiot, d'en faire un second qui pourrait ne pas être dénué de toute originalité, et ses bienveillants conseils nous conduisirent à donner à la question de pathogénie une large place.

Disons cependant que nous croyons que, sans la clinique, les déductions rationnelles courent les plus grands risques de n'avoir qu'une existence éphémère. C'est pourquoi, dans la seconde partie de notre travail, à propos de la classification des accidents divers, nous avons donné de nombreuses observations, choisies d'après l'intérêt qu'elles nous ont paru présenter, destinées à faire envisager sous leur jour véritable les principaux caractères de la complication, le cachet spécial que lui imprime l'état particulier de la femme gravide, et les liens par lesquels elle se rattache aux modifications préalablement étudiées. De ces observations, quelques-unes sont personnelles. La plupart nous ont été communiquées par leurs auteurs, en particulier M. le professeur Peter et M. le Dr Budin. Qu'ils veuillent bien recevoir ici nos remercîments.

Dans la troisième partie, nous avons essayé d'esquisser les règles qui peuvent diriger le pronostic. La tâche était délicate. En effet, après une étude aussi méthodique qu'il nous a été possible de la faire des divers faits publiés, faits que nous avons présentés sous forme de tableaux, qui permettent

d'en saisir l'ensemble, nous sommes arrivé à cette conclu-
sion peu encourageante tout d'abord, qu'il était impossible
d'établir des lois pouvant être généralisées avec assez de cer-
titude pour fournir au praticien une ligne de conduite sûre.
Mais, à côté de cet aveu, nous avons essayé d'établir les données au moyen desquelles il était possible, nous oserions dire
légitime , de donner quelques conseils et de soupçonner
l'avenir.

Tel est l'ensemble de ce travail. Nous avons évité, autant
que possible, de former notre opinion d'après d'autres données que celles tirées de l'étude personnelle des faits présentés. En agissant ainsi, il nous est arrivé de tomber sur quelques points en désaccord avec certaines idées émises avant
les nôtres. Nous avons cru devoir, malgré cela, maintenir nos
appréciations.

Le plan de notre ouvrage est celui que nous venons d'exposer. Seulement, nous devons expliquer quelques points.

Nous avons , en effet, réuni deux sujets jusqu'à présent
traités séparément ; et, à côté de l'étude des accidents produits par la grossesse sur une femme présentant une altération du cœur, nous avons placé, ou plutôt esquissé l'étude de
la grossesse comme cause de maladie de cœur chez la femme
préalablement saine. Ce rapprochement est-il forcé ? Nous ne
le croyons pas. Il n'y a pas là, d'après nous, deux points distincts, mais bien le rapport de l'α à ω ; rien de plus.

En effet, le point de départ essentiel pour bien comprendre
le sujet qui nous occupe, c'est une sérieuse étude des modifications du sang. Le rôle du cœur n'est que secondaire au
point de vue pathogénique. Il est dangereux par lui-même,
c'est vrai. A quelques-uns des accidents que nous signalerons,
l'altération du sang n'a point de part. Mais la cause du désordre cardiaque est, comme l'a dit M. Peter, l'augmentation volumétrique du sang , à laquelle il faut ajouter sans
doute son action spéciale en tant que liquide vicié L'hyper-

trophie physiologique n'est qu'un premier accident. Modalité anormale et passagère dans un organisme puissamment ébranlé, créant une menace permanente dans les derniers mois de la grossesse, quelquefois aboutissant à de tristes réalités, nous ne saurions la considérer autrement. Accident physiologique, soit ; accident nécessaire, ne constituant point en lui-même d'état morbide proprement dit, mais laissant chez bien des femmes des traces assez profondes pour qu'il soit permis d'hésiter, et de se demander si c'est à la fin de la physiologie, ou au début de la pathologie qu'il convient d'en placer l'étude.

Telle est, d'ailleurs, la physionomie générale des modifications de l'organisme chez la femme gravide. Elle peut se résumer en ces termes : menaces du côté du cœur, menaces du côté du sang, menaces du côté des poumons et de l'utérus. De telle sorte que la période où la femme concourt à sa fonction spéciale, celle de la conservation de l'espèce devient pour elle, et par le fait même des conditions de cet acte nécessaire, la source des plus sérieux dangers.

Nous avons donc pensé que, débutant par l'étude des modifications du sang, la première chose à étudier était celle qui en dépend d'une façon immédiate : l'altération du cœur. Par là, il devenait légitime de passer en revue la question de l'endocardite puerpérale, et ce n'est qu'après elle que nous avons décrit les autres accidents qui pouvaient eux-mêmes se diviser en deux classes : ceux qui sont directement sous la dépendance de l'altération du sang, et ceux qui, reconnaissant la même cause, n'apparaissent que consécutivement à l'altération du cœur.

Après l'essai de classification que nous avons tenté, nous avons consacré un chapitre spécial à l'anatomie pathologique des annexes. Nous avons essayé de voir si elle avait quelque rapport avec nos idées, et si elle avait sa part dans les phénomènes observés. De ce côté, nous avons dû nous résoudre à être incomplet, faute de documents. Nous avons essayé simplement de jeter quelques données pour attirer l'attention sur un point peu étudié, et qui, cependant, nous a paru présenter un haut intérêt.

Le sujet, avons-nous dit, est essentiellement français, et cependant en regardant l'index bibliographique que nous avons joint à notre travail, on sera étonné de la quantité des indications anglaises et allemandes.

Ce fait s'expliquera en faisant remarquer que toute la première partie de l'index, la plus longue, comprend des ouvrages à consulter, des mémoires souvent importants, mais dont aucun ne présente d'étude sur les liens qui unissent la grossesse et les maladies du cœur ou sur les accidents qui en résultent.

Ce sont des ouvrages où nous avons puisé des renseignements nécessaires sur chacun des termes de notre travail. D'autres nous ont fourni d'intéressantes observations, mais rien de plus.

Pour l'Angleterre, c'est un Français, M. le professeur Peter qui, au Congrès de Norwich, a signalé, le premier, à l'attention du public médical les accidents qui nous occupent.

Pour l'Allemagne, la recherche n'est guère plus fructueuse, on sait que nos voisins, retranchés dans leur systématique indifférence pour nos écrits, ont la coutume de négliger souvent tout ce qui vient de France, aussi paraissent-ils légèrement en retard sur le sujet qui nous occupe. On trouve seulement deux observations de Hecker et deux de Fischel. Quelle est leur valeur ? Nous ne parlerons point d'après nos sentiments personnels, mais nous sommes heureux de pouvoir enregistrer, à ce sujet, l'avis de Heinrich Fritsch : ce dernier auteur, dans un récent article, avoue que l'ouvrage de Hecker se réduit à quelques notes peu claires, où les explications physiologiques font défaut. Nous pourrions en dire autant de Fischel.

Fritsch est, en réalité, le premier et le seul qui ait produit
sur la question un mémoire sérieux. Mais n'oublions pas que
ce mémoire ne remonte qu'à l'année dernière. On le trouvera
à la bibliographie, et nous aurons occasion de le citer, à propos de la question de l'hypertrophie du cœur. Il cite nos auteurs, attaque M. Durozier et l'hypertrophie physiologique.
Le second chapitre de son mémoire est consacré à l'étude du
pouls dans l'état puerpéral. Le troisième aux bruits de souffle,
et aux bruits accidentels du cœur.

L'histoire de la question, en France, est plus complexe.
Nous n'avons nullement ici l'intention de la développer. Nous
nous contenterons d'en signaler simplement les principaux
traits. On pourrait considérer comme la première phase de
cette étude, la période où Larcher, Regnault, Brown-Séquart
publièrent leurs mémoires. Ce sont eux, en effet, qui ont
fourni les points de départ autour desquels se grouperont les
travaux plus modernes.

En 1854, Simpson, puis Virchow, en 1856, mentionnèrent
les formes aiguës de l'endocardite.

En 1868 et 1869, M. le professeur agrégé Ollivier vint signaler à l'attention du public médical, les formes chroniques,
et y consacra un autre article en 1873.

Quant aux accidents gravido-cardiaques proprement dits,
leur étude est plus récente encore. On n'a qu'à se reporter à
la dernière partie de notre bibliographie pour voir qu'elle est
bien française, vu la date plus récente du travail de Fritsch
et le peu de documents qu'il apporte en face des œuvres
qui nous appartiennent.

DES

ACCIDENTS GRAVIDO-CARDIAQUES

CHAPITRE I.

DES MODIFICATIONS DU SANG DANS LA GROSSESSE.

La grossesse apporte dans la composition du sang chez la femme des modifications variées et multiples. Ces modifications portent sur les éléments du liquide et sur sa quantité. Elles sont sous la dépendance directe des nouvelles fonctions dévolues à l'organe gestateur, à chacune d'elles revient une part de culpabilité dans les accidents dont nous essayons d'établir la genèse : aussi devons nous en tracer une rapide esquisse, avant d'aborder les considérations physiologiques et pathologiques qui découleront de notre étude.

Avant les recherches de Gavarret et d'Andral, le mot pléthore dominait toutes les idées sur la grossesse. Après eux, et surtout après les travaux de Becquerel et Rodier, basés sur des analyses du sang où les différents éléments en étaient recueillis et pesés avec soin, des idées contraires prirent possession de la science.

Si nous mettons en regard les deux tableaux que contient le mémoire des auteurs dont nous parlons, nous trouvons les modifications suivantes.

	Femme vide.		Femme enceinte.	
Eaux	771,1	Eaux	801,6
Globules	127,2	Globules	111,8
Albumine	70,5	Albumine	66,1
Fibrine	2,2	Fibrine	3,5
Mat. extrait et sels	7,4	Mat. extr. et sels	6,6
Mat. grasses	1,620	Mat. grasses	1,922
Chlorure de sodium	3,2	Chlorure de sodium	3,2
Sels solubles	2,9	Sels solubles	2,4
Phosphates	0,354	Phosphates	0,425
Fer	0,541	Fer	0,449

Au résumé, diminution de la densité du sang et des globules, de l'albumine, augmentation de la fibrine, tels sont les résultats que Becquerel et Rodier firent connaître au monde médical.

On voit donc que, en vertu de ces expériences dont la rigueur relative devait facilement détruire des idées qu'aucun fait positif ne venait soutenir, ce n'était plus la pléthore mais bien une anémie réelle qui devait dominer la science obstétricale.

Regnauld poursuivit les mêmes recherches en usant des mêmes procédés. Expérimentant sur 25 femmes enceintes, il établit que les modifications ci-dessus signalées, peu marquées dans les premiers mois de la grossesse, s'accentuent d'une façon sérieuse à partir du 6e et du 8e. En ne nous occupant ici que des globules qui seuls nous intéressent, et en acceptant comme moyenne physiologique, en poids 128 par mille, nous trouvons comme moyenne du 5e mois 103, 45, au 9e 101, 88 seulement.

Les méthodes de ces expérimentateurs entraînent avec elles un grand degré de conviction, mais, sans nier les résultats par eux obtenus, on pourrait avec assez de raison, pour ce qui a rapport aux globules, suspecter l'exactitude au moins mathématique du chiffre définitif. En effet, pour arriver à ce chiffre, il leur fallait battre le sang, isoler d'abord la fibrine, puis l'eau par dessiccation, de plus opérer à part sur le sérum et c'était après une suite d'opérations assez longues qu'ils arrivaient, par différence, à obtenir le poids des globules chauffés, puis refroidis. Nul doute que le mode opératoire ne fût de nature à modifier les éléments à étudier.

Enfin, parmi les femmes employées les conditions de bien être et de santé soulèveraient pour quelques-unes de nouvelles objections.

Une autre méthode d'expérimentation se présente naturellement à nous. Surprendre les globules, qui sont, au résumé la partie la plus importante du sang sans les avoir exposés au préalable à aucune opération de nature à en altérer la composition et le nombre : tel est le progrès réalisé par l'instrument de M. Malassez. Malheureusement, de ce côté, nul document n'est venu jeter la lumière sur ce point cependant si intéressant, et nous n'avons que des données bien pauvres pour essayer d'obtenir un résultat.

En 1872, à l'hôpital Necker, M. Malassez a recueilli quelques notes que nous donnerons ici, malgré leur insuffisance.

Etablir un chiffre exact qui nous serve de point de départ pour l'appréciation du nombre des globules chez la femme à l'état normal est presque impossible. Il ne pourrait se déduire que d'expériences excessivement nombreuses, car les conditions d'âges, de position sociale, de genre de vie, avec leurs conséquences, viennent l'influencer puissamment. La moyenne admise est 3,800,000 à 4,000,000.

Sur une femme de 22 ans, suivie avec soin, salle Sainte-Anne, n° 19, les résultats ont été les suivants.

7 octobre.	Bon état de santé....	3,280,000
13 —	— —	4,120,000
21 —	— —	3,370,000
26 —	— —	3,430,000
2 novembre.	— —	3,370,000
6 —	— —	3,370,000
19 —	Lendemain du départ.	3,140,000

21	—	Hémorrhagie	2,940,000
23	—	—	—	2,660,000
24	—	—	—	2,660,000
24 décembre.		Retour du Vésinet..	4,340,000

M. Malassez à trouvé, avant l'accouchement, les chiffres 2,030,000 — 2,460,000 — 3,260,000, mais dans des cas où préexistait une chloro-anémie qui pouvait être distinguée des conséquences de la grossesse.

D'autre part, il a trouvé sur une femme accouchée sans accidents depuis deux jours le chiffre de 3,900,000.

Loin de nous la pensée de tirer des conclusions de ces quelques chiffres : nous nous contentons de les consigner ici et de poser incidemment la question suivante : Les résultats obtenus par l'étude microscopique du sang dans l'état gravide n'arriveront-ils pas à modifier un peu les proportions données par Becquerel et Regnauld, relativement aux globules rouges?

A côté de ces changements du côté des globules, à côté de ceux que nous avons signalés du côté de quelques éléments solides, nous devons noter la rétention de matériaux divers, tels que l'urée, et divers principes de désassimilation. Nous ne faisons que signaler ici ces changements sur lesquels nous reviendrons en en précisant le rôle.

A côté des matériaux que nous venons d'énumérer, et dont nous avons essayé de signaler les principaux changements, se trouvent dans le sang d'autres éléments de majeure importance au point de vue physiologique aussi bien que pathologique : le sang contient des gaz.

Nous ne ferons que nommer l'azote dont les origines aussi bien que le rôle sont encore douteux. L'oxygène est le second; son importance est assez connue pour que nous ne nous arrêtions pas à la démontrer. Nous rappellerons seulement ces données élémentaires de physiologie, qu'il vient directement de l'air atmosphérique, qu'il donne au sang artériel ses propriétés vivifiantes, qu'il se fixe, d'après Harley sur la fibrine et surtout sur les globules rouges où l'Hémoglobine à la propriété de le maintenir.

Le troisième et le plus important au point de vue de ce travail est l'acide carbonique. Résultant des oxydations opérées dans les profondeurs des tissus, il passe dans le sang où il reste à l'état libre, ou se dissout grâce aux phosphates de soude et de potasse contenus dans ce liquide. Prenant le caractère veineux le sang noircit ; il perd ses propriétés vivifiantes par rapport aux tissus qu'il traverse, et ne les recouvre que lorsque amené au contact de l'air, il peut rendre à l'extérieur le surcroît d'acide carbonique qui l'altère et le remplacer par une quantité suffisante de gaz vital.

Tel est aussi le gaz qui subit dans le cas présent les plus importantes modifications. Il augmente dans l'organisme en général d'une façon absolue ; il augmente dans certains organes d'une façon relative, et cet état anormal se trouve encore favorisé lorsque la souffrance de l'appareil circulatoire vient établir dans un organisme où l'équilibre organique est devenu instable une nouvelle cause de désordre.

Il augmente d'une façon absolue parce que chez la femme enceinte la quantité de sang se trouve considérablement augmentée. L'oxygène, avons-nous dit, se fixe sur les globules. Or, le nombre des globules augmentant, il doit augmenter aussi, mais que les recherches de Becquerel soient rigoureusement vraies, ou que l'analyse microscopique arrive à rapprocher un peu le nombre des globules de celui qui représente l'état normal, ce nombre restant toujours au-dessous de la moyenne physiologique, la quantité d'oxygène contenue dans un poids de sang donné sera toujours inférieure à la quantité contenue dans le même poids, emprunté à une femme non en état de gestation. Si au contraire, nous examinons les changements survenus dans les éléments qui rapportent aux poumons l'acide carbonique, nous voyons que la proportion d'eau, de 791 1, se trouve portée à 801 6 chez la femme enceinte. Nous voyons que, chez elle, les phosphates arrivent, de 0,354, à 0,425. Par conséquent devant cet accroissement des parties liquides, devant celui des 'agents ayan. comme propriété spéciale de favoriser dans ce liquide la dissolution de notre troisième gaz, concluons que, contrairement à ce qui a lieu pour l'oxygène, un volume de sang dans les conditions de gravidité contiendra une plus grande quantité d'acide carbonique que le même volume de sang pris dans l'état normal. Cette augmentation des deux éléments se trouvera multipliée par la masse totale du sang, mais le rapport restera le même et toujours à l'avantage de l'acide carbonique.

La seconde cause de l'augmentation de l'acide carbonique est le surcroît des combustions dans l'organisme devant fournir rapidement au développement transitoire de deux organes, l'utérus, les seins, et d'une secrétion nouvelle, le lait, en même temps qu'à la nutrition du fœtus. Elle est également puissante ; la surabondance de la sécrétion pigmentaire, la présence de nouveaux éléments dans l'urine sont là pour témoigner de l'activité du mouvement nutritif.

A côté de ces deux causes d'augmentation, se trouvent celles qui gênent et restreignent l'élimination. Mais pour qu'elles soient bien comprises, nous avons à donner quelques rapides détails sur le développement de l'utérus et particulièrement cialr deculation utérine.

La modification du sang en volume consiste dans un accroissement de sa quantité. Cet accroissement est aujourd'hui généralement admis, sans qu'en France, il y ait eu des études entreprises à ce sujet. L'existence en semble en effet nécessaire. D'un côté, l'arbre circulatoire augmente de volume ; d'un autre, la quantité de matériaux doit augmenter, puisqu'il y a deux êtres à nourrir au lieu d'un. L'anatomie et la hy siologie s'accordent donc pour en démontrer l'existence En est-il de même de l'expérience ?

A cette question la réponse est difficile ; nous le répétons, les matériaux manquent pour se faire une sérieuse opinion. Citons cependant deux faits.

Gassner a démontré, par des expériences portant sur les derniers mois de l'état de gravité, que, dans les cas ordinaires, le poids du corps chez la femme enceinte augmente. L'augmentation, assez considérable, est, d'après les conclusions de cet auteur, de 1,500 à 2,500 grammes par mois. Les causes en sont mixtes, mais il a bien spécifié qu'il était lié à l'augmentation de tout le corps en général, non à celui de l'utérus et des organes qui en dépendent.

Spiegelberg et Gscheidlen ont également étudié cette question. Leurs recherches ont porté sur des chiennes dans la grossesse, et elles sont consignées dans les *Archives de gynécologie* de 72. En voici les conclusions :

La masse totale du sang augmente pendant la grossesse.

Cette augmentation ne se produit que dans les derniers mois, et commence vers le milieu de l'état physiologique.

L'hémoglobuline reste dans des limites déterminées par la nutrition de l'animal,

L'augmentation de l'eau est peu considérable.

Bien que ces observations nous paraissent avoir besoin d'être répétées, nous nous croyons en droit de les citer ici comme fournissant une certaine somme de probabilités.

A l'état normal, le système sanguin est plein ; aussi n'est-il pas nécessaire d'une augmentation bien considérable pour gêner la circulation et distendre les voies circulatoires. De là l'hypertrophie cardiaque sur les caractères de laquelle nous insisterons plus loin.

Cette surcharge sanguine, en rapport avec les besoins du fœtus, se développe avec lui, atteint son maximum au moment de l'accouchement. Après cet acte physiologique, les vaisseaux tendent à revenir sur eux-mêmes, et, dit M. Peter,

l'hémorrhagie de la délivrance n'est qu'un fait physiologi-
quement nécessaire, un moyen qu'emploie la nature pour débarrasser immédiatement la femme de son trop-plein sanguin tout à l'heure encore destiné au fœtus : c'est-à-dire que
la mère est tout à la fois débarrassée de l'organisme parasi-
taire qu'elle nourrissait et du fluide qui servait à la nutrition
de celui-ci, fluide qui, bien que circulant dans son propre
système vasculaire, y circulait réellement en étranger et n'y
pouvait persister sans y créer une pléthore plus ou moins pé-
rilleuse.

CHAPITRE II.

DES CAUSES QUI TENDENT A RALENTIR LE COURS DU SANG.

Toutes les causes qui tendent à ralentir le cours du sang
tendent à restreindre l'hématose ; elles ne laissent qu'une
quantité moindre qu'à l'état normal du liquide nourricier se
présenter au filtre pulmonaire pour y subir l'influence de
l'air, et c'est à ce titre que nous allons les signaler ici.

Une des plus importantes pour le sujet particulier qui nous
occupe se tire des modifications de l'utérus.

L'utérus comprend trois couches musculaires qui sont,
d'ailleurs, bien loin d'être indépendantes l'une de l'autre, et
de nombreuses fibres viennent les réunir en se portant de l'une
à l'autre. Une séreuse en dehors, une muqueuse en dedans
complètent la loge que les fibres musculaires ont à rem-
plir.

Les artères viennent de six sources différentes ; deux de
l'hypogastrique, deux de l'aorte, deux de l'épigastrique. Elles
arrivent de chaque côté de l'organe, trois par le bord droit,
trois par le bord gauche, et décrivent un trajet assez long, très-
flexueux, en s'anastomosant fréquemment entre elles. Lorsque
l'état de gravité vient agir sur l'utérus, elles en suivent le
développement, mais, chose remarquable, bien que la lon

gueur de leur trajet augmente, les flexuosités décrites sur l'organe ne tendent nullement à disparaître. Autre point de majeure importance, et facile à prévoir : c'est surtout sur des artères intrinsèques que porte l'augmentation de calibre et de longueur. Les artères afférentes à l'organe, jusqu'à leur arrivée dans le tissu musculaire, n'éprouvent qu'un changement relativement très-minime, de telle sorte que le sang arrivant de ses sources aux plexus intra-utérins, tombe dans des canaux bien plus grands que ceux qui l'ont amené.

Du côté des veines. la disposition n'est plus la même. Surtout nombreuses dans le plan moyen des fibres utérines, où elles forment une masse considérable, elles arrivent pendant la grossesse à donner d'énormes plexus dont certaines branches prennent le nom particulier de sinus et offrent un diamètre suffisant pour recevoir l'extrémité du doigt annulaire. Elles sont réduites à leur tunique interne, adhérant par leur face externe au tissu musculaire. Nulle valvule n'aide à régulariser le cours du sang. Tous ces troncs viennent converger autour des six artères, et forment six paquets veineux qui les enveloppent. Dans la grossesse, l'augmentation des troncs extra-utérins, dit Jacquemier, est assez considérable, et se fait en même temps que celle des troncs intra-utérins.

On comprend maintenant ce fait que, dans l'hystérotomie, c'est en nappe et non en jet que le sang s'échappe de l'organe gravide. Une quantité de sang qui dépasse de bien peu celle de l'état normal arrive à l'utérus. Elle tombe dans des canaux flexueux dont le diamètre l'emporte considérablement sur celui des canaux afférents : première cause de ralentissement, à laquelle viennent s'adjoindre, comme causes adjuvantes, leur longueur, leurs flexuosités, et la multiplication des divisions artérielles. Avant de parvenir aux faisceaux convergents des parois latérales, il doit encore parcourir des canaux veineux dont le diamètre total est réellement for

considérable, et le ralentissement se prolonge de telle sorte
qu'il devient presque de la stase. Le cœur serait très-gêné
pour mouvoir cette énorme masse de sang utérin, si l'inspira-
tion n'agissait pas un peu en aspirant le sang vers le cœur
par les veines caves. Mais souvent la stase se prolonge en
dépit de cette cause adjuvante, et c'est alors que, par un mécanisme que nous verrons plus tard, l'utérus est forcé de
réagir. Heureusement, dit Jacquemier, que ce sang est un
excitant naturel des contractions péristaltiques qui renou-
vellent ou laissent stagner le sang, suivant les propres besoins
de la nutrition du fœtus.

Le développement de l'utérus agit encore sur le ralentissement de la circulation et sur la stagnation du sang dans
les capillaires par la gêne qu'il produit en comprimant les organes qui l'environnent. La compression du rectum et des
vaisseaux afférents peut aller jusqu'à produire des hémor-
rhoïdes, qui passent avec la cause dont elles dérivent. Le
même mécanisme nous donne la clef de la formation de ces
varices formant quelquefois de volumineux paquets, occupant le plus souvent les jambes, quelquefois la partie supérieure de la cuisse, la vulve et la paroi abdominale. J'ai vu à
l'hôpital des Cliniques un cas très-remarquable de ces dilata-
tions veineuses. Naturellement, la stagnation du sang dans
ces divers organes ne se fait pas sans gêner considérablement le renouvellement des éléments viciés.

A la dernière période de la grossesse, avant et pendant la
parturition, la circulation générale est affectée de telle sorte
que le pouls se ralentit, et, tout en restant suffisamment plein
et bien frappé, donne au sphygmographe une ligne dont
l'ascension inclinée et peu élevée, les angles arrondis
n'avaient pas échappé à l'attention de Blot et de Marey. Lo-
rain a fait sur le même sujet d'intéressantes études; mais, en
dehors même des derniers moments, il y a dans tous les organes, par suite de la surcharge sanguine, une tendance à la

congestion passive, surtout marquée dans celui qui est le siége, du travail physiologique et dans ceux que gêne son développement.

Cette tendance à la congestion, comme nous le verrons, produit le plus souvent ses effets sur le poumon. Lorsqu'elle provoque dans cet organe des phénomènes de stase, à plus forte raison des phénomènes d'œdème, elle agit d'une façon puissante pour entraver l'hématose, et nous verrons plus loin la gravité des accidents qu'elle peut provoquer. En fait de diminution directe de l'étendue du champ respiratoire par suite du développement de l'utérus qui, en agissant sur le diaphragme, le repoussant, pourrait paraître comprimer ainsi les organes thoraciques, elle n'existe pas. Kuchemeister et Wintrich ont signalé ce fait, confirmé par les expériences de Dohrn, que la capacité du thorax ne diminue pas. Le jeu du diaphragme est gêné, c'est vrai, mais, la mobilité des côtes, est là pour compenser cette perte. Ce que le thorax perd en hauteur, il le gagne par l'agrandissement de la dimension horizontales, et le phénomène contraire se produit à la suite de l'accouchement.

A ces causes de ralentissement, ajoutons l'influence de la pesanteur. La respiration n'a point une action suffisante pour es compenser. Tout le sang qui revient des membres inférieurs et de l'utérus doit parcourir un chemin qui lui impose une lutte continuelle dont nous devons rappeler la réalité.

Par conséquent, la question peut se résumer en ces termes : Production surabondante d'acide carbonique en face d'un sang prédisposé à le recevoir et à le conserver, le champ de l'hématose restant le même. D'après les recherches de Gavarret et d'Andral, chez la femme enceinte, la quantité d'acide carbonique augmente dans l'air expiré. Mais cette compensation est faible. Si la femme ne voit s'ajouter aucune influence morbide à l'état de gravité, elle peut suffire à maintenir 'équilibre, mais qu'une cause agisse soit en augmentant la production outre mesure, soit en restreignant l'élimination, et nous comprenons que cette cause puisse tenir sous sa dépendance certains accidents dont nous déterminerons plus tard la nature. Les phénomènes de dyspnée si fréquente chez la femme enceinte nous paraissent souvent devoir être rapportés à cette cause.

CHAPITRE III.

MODIFICATIONS DU CŒUR.

Dans les deux précédents chapitres, nous avons établi que, dans l'organisme modifié qui fait l'objet de notre étude, deux conditions se trouvent réunies pour prédisposer aux accidents la femme enceinte, même à l'état normal. Ces deux causes sont la tendance aux congestions, l'altération et l'accumulation de l'acide carbonique dans le sang. Nous aurons à revenir sur le mécanisme et les causes de la congestion, mais nous devons d'abord, en partant des points démontrés, voir quel est le retentissement établi sur l'organe central de la circulation.

Tout organe dont le travail augmente tend à .se mettre à la hauteur du travail qui lui est demandé. La suractivité fonctionnelle amène la suractivité nutritive, et grâce à cette dernière, il voit augmenter sa force en même temps que l'importance de son rôle. Ces considérations nous indiquent de suite le phénomène physiologique qui se déroule sous les yeux lorsqu'on suit l'évolution d'une grossesse. — Le cœur voit augmenter la somme de son travail. Il la voit s'augmenter parce que la masse à mouvoir est plus considérable, parce qu'il lui faut lutter contre les causes de ralentissement signalées plus haut. Il doit fournir à la suractivité nutritive nécessitée, d'une part, par le développement de l'utérus, du fœtus, et par celui d'un autre organe dont les fonctions sont

intimement liées au développement de l'appareil générateur,
je veux parler de celui de la lactation. — Et de plus il doit
fournir à ces nombreuses obligations, secondé par des artères dont la distension doit gêner l'élasticité. — Aussi le
cœur s'hypertrophie et c'est cette modification salutaire à la
fois pour deux êtres que nous allons étudier comme première
conséquence de l'altération du sang.

Signalée en 1828, pour la première fois, par Larcher, elle
fut d'abord mise en doute, mais la précision de ses recherches et celles de Ducrest la firent définitivement entrer dans
la science.

Larcher et Ducrest ont mesuré l'épaisseur des parois ventriculaires. Ils ont reconnu que, du côté du ventricule gauche, durant la gestation, l'épaisseur peut augmenter d'un
tiers. — Ducrest précisa ces chiffres. Ses recherches portèrent sur 100 femmes mortes en couche, âgées de 20 à 30 ans,
et il établit que l'épaisseur moyenne des parois du même ventricule s'élevait de $0^m,010$ à $0^m,015$. Dans un cas il obtint le
chiffre extrême de $0^m,22$.

Après eux Blot reprit d'une façon nouvelle le même sujet
d'études. Tandis que les premiers expérimentateurs avaient
basé sur des mensurations leurs résultats, Blot les basa sur le
poids. Il prit donc des cœurs de femmes mortes en couche,
et d'après 20 expériences établit que le poids total du cœur
s'élevait de 220 ou 230 gr. à $291^{gr},95$.

Plus récemment encore, grâce à une très-grande habileté
de percussion, un troisième expérimentateur est venu demander à la clinique et à l'examen du malade la confir-
mation de ces résultats, et le succès est venu couronner
cette dernière et délicate tentative. — Duroziez, dans des
recherches publiées dans le *Bulletin de la Société médicale de
Paris*, établit les résultats suivants d'après 135 femmes.

En posant comme normaux, pour la mensuration du cœur,
les chiffres de 9 centimètres comme hauteur et de 12 comme

largeur, au moment de l'accouchement, la hauteur arrive à 10 centimètres et la largeur à 15, cette hypertrophie suit en général une marche qui la conduit assez rapidement à disparaître. Dès la première journée nous retrouvons souvent le chiffre 9 comme hauteur et 14 comme largeur. Vers le troisième jour, la fluxion des seins cause dans cette marche décroissante un léger temps d'arrêt, mais, en dix jours environ, la moyenne est redevenue normale.

Nous voyons donc que la montée du lait a une certaine influence sur cette hypertrophie. Nul doute que l'allaitement n'en ait aussi.

Lorsqu'une femme n'a qu'un ou deux enfants, il est de règle que le cœur semble revenir à son état normal. Mais, lorsque le nombre augmente, les choses se passent-elles de la sorte? Nullement, et, dès que quatre enfants sont venus rompre quatre fois l'état physiologique du cœur, on peut constater que cet organe ne revient plus exactement à sa dimension primitive. — Rarement une percussion sérieuse fait reconnaître le chiffre normal : l'hypertrophie reste en partie et prédispose à de plus graves accidents.

Telle est, en effet, la première condition pathogénique que crée l'hypertrophie du cœur. On pourrait en trouver une seconde dans le déplacement de l'organe, qui, refoulé par la distension de l'abdomen, se trouve légèrement modifié dans sa fonction, d'où une surcharge de travail, puisqu'il agit dans des conditions moins favorables, au cours du sang, et à la facilité de ses contractions.

Enfin, à côté de ces deux causes, citons le travail nécessité par les stases viscérales diverses, par la résistance apportée au retour du sang par la compression de l'utérus. — Pensons encore, que, dans la grossesse, les congestions sont fréquentes, et que chacune vient apporter à l'action du cœur un nouvel obstacle qu'il doit surmonter.

La question de l'hypertrophie du cœur vient de trouver en

Allemagne un contradicteur. C'est Heinrich Fritsch, dont
nous avons déjà cité le nom dans notre préface. Il se fonde
sur diverses raisons dont nous allons esquisser les principales, d'après une traduction que nous devons à notre ami
M. le docteur Pierron. — Cet auteur admet l'augmentation
de la masse totale du sang, et l'augmentation de la quantité
contenue dans le cœur. Mais, d'après lui, cette augmentation
est si petite que l'action supplémentaire nécessitée peut se
faire sans hypertrophie appréciable, par la percussion. —
D'après Gerhardts les expériences de Duroziez sont entachées
d'erreur, et c'est au rapport plus immédiat du cœur avec la
partie antérieure du thorax, vu le déplacement qu'il subit,
qu'il faut attribuer l'extension du champ de la matité précordiale.

Pour répondre à cette première objection ; et bien que
l'auteur ne cite aucune expérience à l'appui de son asser-
tion, une donnée nous manque. Les modifications de volume
du cœur ont été étudiées en poids. Elles l'ont été relativement
à l'épaisseur des parois, mais elles ne l'ont pas été relativement aux modifications des diamètres. Il y a là une lacune
à combler. Mais, en nous fondant, comme lui, sur le raison-
nement, ne sommes-nous pas autorisé à mettre en doute
ces conclusions. D'abord, l'auteur allemand, dans l'appréciation de ce que doit être l'augmentation de volume du
cœur, ne tient aucun compte des causes accessoires signalées
par nous, après la première et la plus importante. Il ne tient
aucun compte des travaux de nos premiers observateurs qui,
d'ailleurs, pouvaient gêner ces conclusions, car est-il bien
admissible que lorsqu'un organe creux augmente du quart
de son poids, et que cette augmentation se fait, il le dit
lui-même, avec agrandissement de la cavité, les dimensions
des diamètres ne doivent pas s'en ressentir d'une façon notable? Nous pourrions tirer des recherches de Larcher des
déductions semblables, et arriver ainsi à conclure que la

modification doit être parfaitement appréciable pour la percussion.—De plus,pour que le déplacement du cœur pût augmenter également d'un quart l'étendue de la matité trans-
versale, il faudrait que le cœur fût appliqué plus directement
contre la paroi du thorax. Or, cette action, il nous semble,
doit être faible. Le déplacement du cœur, très-léger, d'ailleurs, ne nous semble pas produire une telle différence,
d'autant plus qu'il lui faudrait déplacer une lame de poumon, ce qui lui est relativement facile par l'augmentation de
ses diamètres, et bien moins si l'on part de la notion de son
déplacement.

Puis l'auteur allemand dit que le cœur doit s'accommoder,
sans s'hypertrophier véritablement. Il déclare qu'il serait
utile de faire des pesées et des mensurations !

Nous avons vu que son dernier souhait a été accompli il y
a longtemps. Pour la première idée, elle est plus difficile à
expliquer. Il se rejette sur une oscillation physiologique qui
serait sans action sur le cœur. Nous admettons, avec lui, que
les limites de la quantité de sang contenue puissent varier
sous l'influence de causes diverses, telles que l'ingestion d'une
grande quantité de boissons, sans retentissement général de
l'organisme. Mais ici, l'élimination du liquide en surcharge
est rapide, et l'élasticité des voies circulatoires suffit pour en
faire justice. De même lorsque l'utérus se contracte et que le
sang, chassé de l'épaisseur de ses parois, va s'ajouter à celui
que contient le reste du corps, il est possible que tout cela
s'opère sans grand retentissement sur l'organisme. Mais est-
il bien légitime de comparer deux actes essentiellement passagers et qui, comme tels, ne laissent aucune trace, à un état
qui dure quatre ou cinq mois sans se modifier un instant,
sauf en mal, trop souvent? Et ne voit-on pas que l'hypertrophie devient logique, ne saurait être remplacée par une ac-
commodation de nature douteuse et indéfinie, du moment
qu'elle se base, non plus sur les changements passagers qu'il

cite, mais sur un état physiologique présentant les causes complexes indiquées par nous.

Bien que l'examen de ce mémoire soit de nature à présenter d'autres points d'un vif intérêt, nous nous bornons à ceux-ci ; nous serions entraîné trop loin et hors du sujet qui nous occupe.

Ici, nous devons aborder la question de l'endocardite puerpérale. Bien des auteurs ont reculé devant le lourd problème d'indiquer son étiologie et le mécanisme de sa production. Nous nous contenterons d'émettre ici quelques-unes de ses causes, car les nouvelles qualités qu'acquiert le sang altéré par la grossesse et la nature intime de la puerpéralité ne sont pas assez connues pour donner à ce problème une rigoureuse solution.

En réalité cette genèse est complexe. Nous venons d'en voir un premier terme. Bien que le nombre de grossesses nécessaires pour amener l'altération définitive du cœur gauche soit très-variable, chaque modification physiologique subie est un pas vers l'altération à craindre.

De plus, lorsque le cœur s'hypertrophie, les orifices mitraux et aortiques augmentent de diamètre. M. le Dr Budin, dans l'autopsie de la nommée Vallet (Aimée) morte subitement dans l'état de gravidité, a constaté une altération analogue sur l'orifice tricuspide. L'orifice mitral offrait, dans ce cas, des lésions spéciales d'une endocardite déjà ancienne. Au fur et à mesure que cette modification des orifices se produit, les valvules correspondantes aux orifices mis en jeu ont une tendance à devenir insuffisantes, en face de l'ouverture qui s'agrandit sous elles. Si elles ne sont pas débordées, rien de pathologique ne se produit, mais si, ne pouvant suivre en totalité l'hypertrophie, elles deviennent insuffisantes, il se produit peut-être une lésion qui, pensons-nous, est susceptible de donner l'endocardite chronique.

A cette insuffisance ainsi créée, que nous demandons d'appeler relative, ne pourrait-on pas rapporter quelques-uns des bruits de souffle de pathogénie encore obscure, que n'explique pas toujours l'anémie, et dont un des principaux caractères est de disparaître aussi rapidement qu'ils se produisent. A elle, on pourrait encore rapporter un caractère spécial du pouls dont nous avons rencontré quelques exemples à l'hôpital des cliniques, tandis que nous faisions quelques recherches sur le sujet qui nous occupe.

OBSERVATION I.

Firm. 21 ans. Sept. 1875.

Au lit n° 11, se trouvait couchée une malade, âgée de 21 ans. Réglée à 13 ans, la menstruation s'était établie d'une façon régulière. Aucun antécédent morbide. Sa première grossesse a eu lieu à 19 ans. Fausse couche à 7 mois, par suite d'une chute dans un escalier. Sa deuxième a eu lieu à 21 ans. Les seuls accidents de ses grossesses ont été quelques vomissements et un peu d'œdème vers la fin. Chez cette femme, nous avons pu constater les phénomènes suivants : le lendemain de son accouchement, à la base, souffle d'anémie, à la pointe, premier temps sourd et prolongé. Pointe dans le sixième espace intercostal. Le pouls est irrégulier et inégal. Dans l'espace de huit jours environ, nous avons vu disparaître les inégalités et le bruit de la pointe.

Comment interpréter ce fait et les quelques autres semblables que nous avons rencontrés. Ce n'est pas là de l'endocardite ; l'absence de fièvre, de douleur précordiale, viennent en faire foi. Et ce serait une endocardite singulièrement bénigne, que celle qui paraîtrait et disparaîtrait ainsi sans aucun phénomène plus grave. Et cependant ce n'est pas seulement de l'anémie, car l'anémie ne donne pas les inégalités du pouls. Est-ce là le pouls du médecin ? Pas plus, car, quoique nous l'ayons fait constater à plusieurs personnes, nous avons cherché en vain l'accélération régulière qui précède et accompagne l'émotion. Nous avons suivi deux de ces malades avec soin, les habituant à nos recherches, leur prenant le pouls en leur parlant, sans qu'elles y fissent attention et

chez elles, nous avons toujours retrouvé, au bout d'un certain
nombre de pulsations, non une intermittence franche que ne
nous ont pas donnée encore des cas semblables, mais bien les
irrégularités signalées plus haut.

OBSERVATION II.

Au lit 14 de la salle Sainte-Anne, Hôtel-Dieu, service de M. le
professeur Béhier, est couchée la nommée X... Cette femme, d'une
bonne constitution, n'a jamais fait aucune maladie digne d'être.
notée. Jamais de rhumatismes. Règles régulières. Jamais d'hémorrhagies.

Première grossesse à 17 ans, à terme. Le seul accident a été l'apparition de quelques vomissements. Pas le moindre battement de
cœur.

La deuxième, à 25 ans, s'est aussi bien passée que la première.

La troisième fut conduite encore à terme et sans accidents, mais
le 9 septembre 75, veille de son accouchement, nous vîmes cette
malade et nous constatâmes, coïncidant avec un sentiment d'oppression assez fort, un souffle à la pointe, au premier temps, avec quel
ques inégalités.

Le 10, jour de l'accouchement, le désordre fut extrême. Le rythme
cardiaque présentait de véritables intermittences, même des faux
pas. Le pouls était actif. Léger souffle dans les vaisseaux du cou.

Le 13, nous revîmes la malade. Le pouls était régulier, élancé,
le souffle de la base avait disparu, la malade se trouvait mieux. Pas
de battements de cœur. Pas d'hémorrhagie.

Les suites de couches se passèrent sans encombre, et la malade
sortit en très-bon état de l'hôpital.

Le tracé sphygmographique que nous devons à l'obligeance
de miss Shedlock met en évidence l'altération du pouls, et la
rapidité avec laquelle la nature a su remédier au désordre
fonctionnel. Il a été pris le 11 septembre, le lendemain de
l'accouchement.

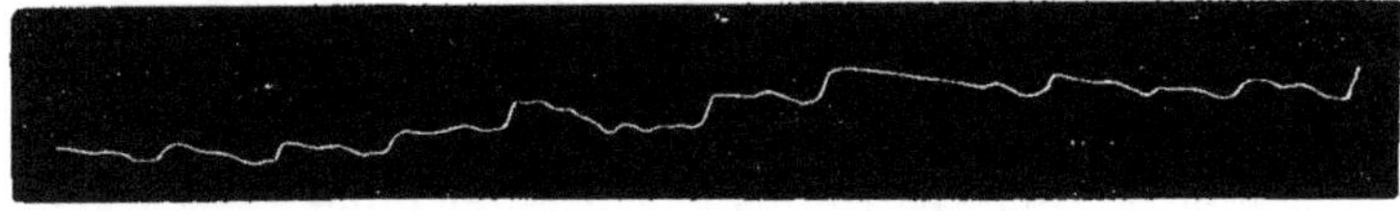

Sur un second. pris le 13, et que malheureusement nous

n'avons pas conservé, le tracé offrait tous les caractères du pouls normal.

Ceci est, en effet, un cas qui paraît devoir être heureux pour la malade. Sans doute, si l'on accepte l'explication que nous proposons, la valvule momentanément insuffisante a repris son jeu normal sous l'influence du retour de l'orifice à ses dimensions primitives. Mais une autre évolution peut se produire. Fatigué par le frottement du sang qui passe et repasse du ventricule dans l'oreillette, le bord libre de la valvule, n'étant plus soutenu par l'appui que lui fournissent les parois cardiaques, peut s'altérer, se replier sur lui-même, et là encore on peut trouver l'étiologie et le point de départ des altérations du cœur dans la grossesse.

A côté de ces deux causes qui nous paraissent être pour une grande part dans la genèse de l'endocardite puerpérale chronique, il s'en trouve d'autres qui semblent devoir donner lieu aux mêmes états, et, plus spécialement, aux formes aiguës décrites par Simpson et de Lotz ; je veux parler de l'altération du sang. Pour l'envisager sous son véritable aspect, nous devons isoler de la grossesse l'état dit de puerpéralité. Sans entrer dans les discussions des auteurs à propos de ce dernier état, nous devons nous souvenir que c'est alors que les altérations du sang sont surtout prononcées, qu'il devient épais, visqueux, poisseux, que la proportion des éléments fondamentaux s'y trouve singulièrement altérée et qu'il peut avoir sur les tissus qu'il traverse une action spéciale. C'est à ce moment que les sécrétions s'altèrent, que l'écoulement des lochies, le ptyalisme, les nouveaux éléments de l'urine viennent traduire à l'extérieur le désordre des humeurs, en même temps que les accidents d'un autre ordre, les manies, les dégénérescences organiques peuvent être considérées comme dépendant de leur influence, devenue à la fois moins nutritive, et, peut-être, funeste. Tel est le rôle auquel doit encore concourir la surabondance de l'acide carbonique et des sels, la rétention de l'urée et de l'acide lactique. Avec cela nous devons encore signaler le rôle de l'albumine et du sucre, mais sans trancher la question. Matériaux d'origine douteuse, il est difficile de préciser leur rôle. L'albumine a été considérée comme phénomène pathologique. L'existence même du sucre est discutée. M. Blot, en effet, en avait recherché l'existence, et avait obtenu des résultats favorables à ses recherches. Leconte est venu le contredire, et a cru qu'on n'en trouvait pas. S'ils existent, ce sont deux éléments anormaux, produits d'une suractivité fonctionnelle grave. Rien d'étonnant, cela étant admis, pour que l'action directe de ce liquide vicié puisse irriter l'endocarde et déterminer des lésions aiguës.

Partant de ce point de départ, il nous est facile de résumer et de comprendre la genèse de l'endocardite aiguë en la rapportant, au moins pour une bonne part, à l'action directe du sang sur le cœur et sur les modifications générales imprimées à l'organisme.

Il nous sera donc possible de prévoir les accidents qui seront sous la dépendance de l'état cardiaque. Une fois l'altération valvulaire établie, les effets de cette altération s'ajouteront à ceux de la grossesse normale pour les produire. La stase se prononcera dans tout le système afférent au cœur; de là des congestions pulmonaires, cérébrales, rénales ; de là des altérations vasculaires multiples, qui s'aggraveront insensiblement à chaque grossesse, de sorte que, l'état de gravidité et l'état de la lésion viscérale réagissant l'un sur l'autre, ont une tendance naturelle à rendre la maladie de cœur plus grave par le fait de la grossesse, et la grosseur plus grave par le fait de la maladie du cœur.

Enfin, à cette stase revient la plus grande part dans la prédisposition aux bronchites de longue durée et aux hémorrhagies dont nous démontrerons plus loin la fréquence dans le cas dont il s'agit.

CHAPITRE IV

DE L'ACCUMULATION DU GAZ CARBONIQUE DANS LE SANG.

Dans un précédent chapitre, nous avons essayé de montrer par quel mécanisme l'acide carbonique s'accumule dans l'organisme de la femme enceinte. Nous avons vu que toute la cause réside dans ces deux termes : augmentation de la masse à hématoser, le champ de l'hématose tendant à diminuer plutôt qu'à s'étendre. Dans le dernier chapitre, nous avons vu l'influence surajoutée de l'altération cardiaque devenir la cause d'accidents sur cet organisme prédisposé. Il nous reste actuellement à étudier un autre terme du problème, et à voir ce que peut donner, au point de vue physiologique et pathogénique, cette surcharge gazeuse dans l'organisme.

On a pendant et depuis de longues années, étudié les propriétés du sang artériel. Tous les efforts de la science se portèrent sur son rôle comme donnant à l'organisme la force et la vie. Quant au sang noir, on constata son rôle le plus évident, celui de servir à amener aux poumons l'acide carbonique, mais là s'arrêtèrent les recherches. Nul ne songea à se demander si, dans ce liquide chargé de produits de dénutriţion, il n'y avait pas quelque élément pouvant avoir sur les tissus avec lesquels il était en contact, une action spéciale qui lui donnait des propriétés particulières.

En 1851, l'attention de M. Brown-Sequard fut attirée sur ce point, et, depuis son premier Mémoire, publié dans les comptes-rendus de l'Académie des sciences, l'illustre physiologiste ne cessa d'instituer de nouvelles expériences pour trouver une réponse satisfaisante à cette grande question.

Voici quelques-unes de ces expériences.

Lorsqu'on agit avec du sang fortement oxygéné et préalablement défibriné en l'injectant par les quatre artères encéphaliques, après cessation complète des propriétés vitales, on peut régénérer ces propriétés. C'est ainsi qu'on a pu, sur des têtes de suppliciés, ramener des mouvements de la face et des yeux. Injecte-t-on, sur un animal vivant, du sang rouge dans les veines, on augmente les propriétés vitales à un tel point, que la moindre excitation cause de la douleur. Dans ce cas, après la mort, les phénomènes réflexes, les mouvements du cœur, l'excitabilité des tissus peuvent être conservés pendant un temps assez considérable. Mais dans ces dernières expériences, la vie ne tarde pas à s'éteindre. C'est que, si l'oxygène fournit les matériaux de nutrition, l'énergie même qu'il prête au pouvoir stimulateur l'épuise, et ce dernier ne lui appartient pas.

Au sang noir revient le rôle de stimuler les centres nerveux et les tissus contractiles. Il met les propriétés vitales en action. L'oxygène donne et entretient la force, l'acide carbonique la met en jeu. Mais il n'a point le pouvoir de maintenir ni de régénérer les propriétés vitales, et, dans l'asphyxie, les mouvements réflexes, ceux du cœur et l'excitabilité des tissus tendent rapidement à disparaître. Si nous examinons ce qui se passe avant la mort dans le dernier cas, nous voyons le cœur battre avec plus de force ; le patient a des évacuations de matières fécales, il perd involontairement ses urines, quelquefois son sperme, ce qui doit être attribué à l'action directe sur la fibre musculaire d'un sang surchargé d'acide carbonique qui vient provoquer de violentes contractions.

Et ces phénomènes ne sauraient être expliqués par l'action réflexes, car, pour répondre à cette objection, on a les expériences suivantes du même auteur. Que, par la section de tous les tissus nerveux se rendant à un muscle, même un muscle de la vie animale où ces phénomènes sont cependant moins accusés, on isole ce muscle du système nerveux central. Eh bien, après cette opération, on peut encore provoquer leur contraction par l'action de l'acide carbonique porté directement sur eux.

Brown-Sequard a varié ses modes d'expérimentation, et a institué directement sur l'utérus une série d'essais dont voici le résultat :

Dans ses essais, qui ont été faits sur des chiennes et des lapines près de mettre bas, l'injection dans l'aorte du sang noir, fortement chargé d'acide carbonique, après avoir enlevé à l'utérus toute connexion avec le système nerveux central, a suffi pour provoquer l'accouchement. Remplaçait-on le sang noir par du sang rouge, les mouvements expulsifs s'arrêtaient aussitôt. Cette stimulation avait cela de spécial qu'elle produisait une action intermittente. Telles sont les convulsions de l'asphyxie et les mouvements des muscles soumis à l'influence du sang noir.

L'illustre expérimentateur chercha alors à se rapprocher plus encore des conditions que crée la nature, en les exagérant artificiellement. Après avoir vu des mouvements survenir dans le corps d'un utérus extrait d'un animal vivant, par le simple contact d'un sang noir oxygéné, il opéra de la manière suivante : Il prit deux cochons d'Inde, arrivés au terme de la gestation, sur ces deux animaux il détruisit la moelle épinière depuis la sixième côte jusqu'au sacrum, et appliqua une ligature à la trachée. Aussitôt des contractions utérines commencèrent à se manifester, et le travail put se terminer sous l'influence de cette excitation spéciale.

Scanzoni et Simpson essayèrent d'appliquer ce même procédé à la femme vivante. Le résultat obtenu est consigné dans l'*Edinburgh monthly Journal* et dans le *Wiener Wochenschrift*. Ils employaient l'acide carbonique sous forme de douches locales, en le faisant dégager à l'extrémité d'un tube à canule utérine fixé dans un spéculum. Par cette action directe, ils ont réussi à provoquer des contractions utérines qui, dans deux cas, ont pu amener l'accouchement prématuré,

Tels sont les résultats d'après lesquels Brown-Séquard a cru un instant avoir découvert le mécanisme intime de l'accouchement.

Actuellement, cette idée ne prévaut nullement dans la science, et bien qu'elle n'offre rien de contradictoire, les facteurs réels de ce grand acte sont trop bien connus pour que nous la remettions en avant. Sans donc nous arrêter à ces premières vues, ni à la part qu'il peut y prendre, cherchons quel peut être son rôle plus certain.

« Il est, dit Jacquemier, des contractions indolores, signalées par plusieurs auteurs, peu étudiées et se prêtant difficilement à l'observation. On peut cependant constater, soit par le vagin, soit par les parois abdominales, que l'utérus n'est pas toujours dans un état de repos parfait. Il éprouve de temps en temps, tantôt un resserrement faible et lent, d'une durée variable, se répétant une ou plusieurs fois pour cesser ensuite : tantôt ce sont des mouvements péristaltiques qui se bornent à une portion plus ou moins étendue des parois de l'organe ; d'autres fois ce sont des oscillations peu étendues et rapides qui déterminent une vibration générale manifeste, sans mouvements apparents. » Quelle que soit la fréquence variable de ces mouvements, ils sont constants, et c'est là une preuve qu'ils rentrent dans la série des phénomènes nouveaux, en rapport avec le développement utérin. On a remarqué que les mouvements du fœtus, que l'état de congestion de l'utérus les favorisent et en multiplient le nombre. A quelle indication la nature a-t-elle donc voulu parer, lorsqu'elle les a fait intervenir dans la marche de l'hypertrophie utérine ?

A une seule, sans doute : à la stagnation du sang dans le sinus et dans les plexus dont nous avons parlé plus haut.

Il est certain que, vu la stase sanguine qui tend continuellement à s'établir dans cet organe, le développement de l'acide carbonique doit y être excessif. Or, les parois des sinus ue sont nullement élastiques. Rien n'y peut aider l'action du cœur. De là devait résulter, pour le fœtus, la pire des conditions, car il se trouvait forcé de demander les matériaux de sa nutrition à un sang dont le renouvellement se fût fait dans de déplorables conditions. D'où, danger pour l'enfant, et danger aussi pour la mère, car l'accumulation de sang la prédisposait naturellement aux hémorrhagies si fréquentes en pareil cas. Heureusement pour elle que l'acide carbonique, s'accumulant, vient exciter la contractilité de l'organe. Cédant à l'irritation directe, la fibre utérine se resserre et ce resserrement agit sur les vaisseaux intrinsèques dont il diminue le calibre, de telle sorte, que le sang, poussé par la *vis a tergo* et par cette contraction régulière et intermittente, peut sortir de l'utérus, se répandre dans les autres parties de l'organisme et aller aux poumons, se débarrasser de ses matériaux nuisibles. Ainsi se trouve assurés la nutrition de l'enfant et l'état de la mère, et c'est l'accumulation même des éléments toxiques qui donne le signal du mouvement salutaire.

Ce qui tend à prouver la réalité de cette conception, c'est que l'état de congestion et de gêne circulatoire en augmente le nombre. C'est que l'action n'est pas continue, mais bien intermittente comme celle obtenue par M. Brown-Séquard ; ce sont les données rationnelles tirées de l'étude des faits, et le rapport évident entre la stase et le danger du fœtus. Souvenons-nous encore que l'irritabilité de l'utérus est à ce moment singulièrement exagérée, et que l'organe est dans les meilleures conditions possibles pour subir l'influence de la viciation du sang.

Jusqu'ici, tout est physiologique. Le reste appartient à la pathologie, et nous le plaçons ici, tant nous trouvons naturelle la suite des faits qui, cependant, n'ont été, nous le croyons du moins, exposés nulle part.

Qu'une cause, quelle qu'elle soit, vienne augmenter la gêne de la circulation utérine, maladie de cœur, maladie des poumons, la première surtout ; qu'elle rende plus difficile ce re

nouvellement du sang vicié, et le travail de l'utérus sera na
turellement augmenté. Comme à l'état physiologique, l'organe
réagira sous l'influence de l'accumulation de l'acide carbonique, mais les conditions lui seront essentiellement défavora-
bles. L'effet normal sera insuffisant, la contraction devra se
répéter plus fréquemment, devenue plus violente, mais en
dépassant sa force normale, elle deviendra une cause de danger. Sous son influence, le placenta se décollera et la conséquence naturelle sera la fausse couche ou l'accouchement
prématuré.

L'enchaînement est fatal. Le seul moyen rationnel à opposer
à ce travail excessif est de diminuer la quantité d'acide. Tantôt
ce sera en favorisant l'hématose devenue insuffisante, tantôt
en diminuant la masse du sang devenue assez forte pour gêner
la circulation. De là, les bons effets des révulsifs, de la saignée, de l'accouchement prématuré qui, quelquefois, est nécessaire pour sauver la mère, et dont la double action est,
d'une part, de diminuer la masse totale du sang par l'hémorrhagie qui l'accompagne ; de l'autre, de favoriser le rétablis-
sement normal de la circulation en rendant aux différents
organes leurs conditions normales de jeu et d'action.

Avant de passer à l'étude plus spéciale des accidents gravido-
cardiaques, qu'il nous soit permis de résumer ici la pathogénie
que nous avons tenté d'établir, et de présenter une classification de ces accidents basée sur elle.

Tous sont sous la dépendance de l'altération du sang, mais
a différence que l'on peut établir dans leur production suffit
pour en faire plusieurs classes distinctes.

Dans une première, nous rangerons les accidents cardiaques, proprement dits ; c'est-à-dire, l'endocardite puerpérale,
les hémiplégies et les autres accidents qui en dépendent.

Dans une seconde, nous placerons ceux qui sont sous la
·dépendance de l'altération du sang, surtout au point de vue
des thrombus veineux.

Dans la troisième, nous comprendrons l'étude des congestions viscérales diverses.

La quatrième, enfin, comprendra les phénomènes produits par l'accumulation de l'acide carbonique, et, en particulier, les avortements et les accouchements prématurés.

Inutile de dire que ces classes sont moins tranchées qu'elles ne le semblent d'après ce tableau. Ce ne sont que les principaux traits d'une série de causes morbides réunies par un principe commun. Aussi retrouverons-nous souvent, à côté de la cause indiquée d'abord, une cause secondaire venant aider son action et poursuivre le même but.

CHAPITRE V.

DES ENDOCARDITES DANS LA GROSSESSE ET DE LEURS CONSÉQUENCES.

L'étude des altérations du cœur, consécutives à l'état de puerpéralité ou coïncidant avec lui, est de date toute récente. Des observateurs distingués avaient été témoins de ces faits sans en saisir le rapport. Ollivier y vit plus qu'une simple coïncidence, et depuis son mémoire un grand nombre d'auteurs ont accepté ses idées.

Bucquoy lui accorde une mention formelle dans ses leçons cliniques sur les maladies du cœur. Grisolle, Charcot, Vulpian, Peter, Hardy, Hérard, Decornière, Hervieux, Lancereaux, G. Sée et Jules Simon ont donné leur adhésion à cette manière d'envisager la question.

Ce que nous avons dit à propos de la pathogénie a dû faire prévoir que nous en reconnaîtrions deux formes : la première aiguë, se manifestant avec fracas ; la seconde, développée insidieusement, à la longue, et devant être recherchée par le praticien, s'il ne veut pas s'exposer à en méconnaître un grand nombre de cas.

La première forme (1) a été étudiée suffisamment. D'après l'avis de Virchow, on a voulu y voir une forme spéciale de la fièvre puerpérale. De nature essentiellement infectieuse, elle est le plus souvent mortelle à courte échéance. Les observations de de Lotz, de Pelvet, de Vast, de Simpson, de Lancereaux sont là pour témoigner de la gravité du pronostic.

Mais, en dehors de cette bruyante manifestation des dangers de la gestation, nous retrouvons la seconde forme, sur laquelle nous désirons dire quelques mots.

Nous avons montré, ou du moins nous avons essayé de le faire, qu'il est rationnel d'admettre que des endocardites chroniques peuvent se développer sous la simple influence de la grossesse. La clinique répond-elle à cette façon de voir?

Quelques-unes des observations d'Ollivier sont très-probantes à cet égard.

Dans celle de Anne B..., nous voyons une femme qui n'a jamais présenté ni rhumatisme, ni chorée, ni scarlatine, ni variole, réglée de bonne heure et régulièrement, sans aucun antécédent d'alcoolisme ni de fièvre grave, être prise de palpitations à la suite de son deuxième accouchement. Ces palpitations ne la quittent plus, on trouve une insuffisance mitrale.

Dans l'observation de Ch. Marie, avec des antécédents ne laissant place à aucun doute, nous voyons les phénomènes cardiaques se manifester au dernier mois de la première grossesse.

L'observation de la nommée K... est tout aussi nette. Chez elle, nous n'avons aucun antécédent morbide. Les deux premières grossesses se sont terminées par une fausse couche à quatre mois. Un accident, dans les deux cas, vient expliquer

(1) Cette forme rentrant moins dans notre sujet que la forme chronique, nous revenons pour sa description clinique aux ouvrages spécifiés à l'index bibliographique.

Marty.   3 la fausse couche. Une troisième grossesse, par une singulière coïncidence, eut le même résultat ; mais, à cette dernière, les phénomènes cardiaques commençaient à se montrer, augmentaient rapidement. L'œdème se manifesta. Passager d'abord, il devint permanent, et une crise d'asystolie emporta la malade.

L'autopsie montra une hypertrophie du ventricule gauche, avec insuffisance et rétrécissement mitral. Les autres orifices étaient sains.

On le voit donc, dans cette observation, l'anatomie pathologique vient pour ainsi dire donner la main à l'observation clinique, et cette hypertrophie spéciale, ces altérations essentiellement limitées semblent indiquer d'une façon certaine leur propre étiologie.

Chez Charlotte G..., femme de peine, élevée aux rudes travaux des champs, qui les supportait sans fatigue, après 6 grossesses heureuses, nous voyons les palpitations survenir à la 7ᵉ, et être symptomatiques d'une double lésion mitrale.

Chez la nommée B..., les palpitations ont commencé au quatrième mois de sa quatrième grossesse, et n'ont plus cessé.

Ces faits, que nous pourrions mulplier sans peine, montrent que chez des sujets ne présentant aucun antécédent suspect, on a pu voir se développer une maladie de cœur, et, par ces exemples, nous voyons encore que c'est dans les derniers mois de la grossesse, ou consécutivement et immédiatement après l'accouchement que les phénomènes indicateurs du mal surviennent.

Il n'est guère possible d'établir quelle est la grossesse pendant laquelle, en général, se développent ces accidents.

OBSERVATION III.

Au n° 19 de la salle des femmes de M. le docteur Desnos, se trouvait, dans les derniers mois de 75, une femme nommée Marie Nègre, âgée de 31 ans, avec le diagnostic insuffisance mitrale.

Interrogeant cette femme au point de vue qui nous occupe, nous eûmes les renseignements suivants.

Elle avait été réglée à 11 ans, régulièrement. Sa santé avait toujours été bonne. Jamais, avant sa grossesse, elle n'avait eu la moindre douleur rhumatismale.

A 23 ans, elle devint enceinte. A 6 mois 1/2, elle eut une fausse couche, provoquée par une chute dans un escalier faite un mois auparavant. Cette chute eut pour premier effet des pertes abondantes qui la conduisirent au dernier accident. Chez cette femme, les palpitations ont commencé au deuxième mois de la grossesse, les étouffements n'ont pas tardé à se montrer. La délivrance n'a en rien amendé son état, qui, à 31 ans, l'amena à l'hôpital.

Elle a eu, il y a environ six mois, quelques douleurs suspectes.

En regard de cette note, où nous voyons la lésion cardiaque éclater dès la première grossesse, nous pouvons mettre le fait de Marie B. consigné dans le mémoire d'Ollivier, où les symptômes ne commencent à se manifester qu'après sa grossesse, et celui de la nommée Rosalie ; cas pris dans le service du docteur Gombault, à la Pitié, et que m'a communiqué un externe du service, M. Moret. (Salle Ste-Eugénie, n° 3. — Avril 1875.)

Chez cette femme, c'est après six grossesses dont l'évolution a été excellente, que nous voyons survenir les premières palpitations qui ne cessèrent plus et conduisirent la malade à l'hôpital. A 8 ou 9 ans, elle avait eu une fièvre scarlatine, c'est là son seul antécédent suspect, et c'est à 40 ans que se manifestèrent les premiers phénomènes morbides.

Après ces quelques données sur la question étiologique, nous devons rechercher quels sont les accidents susceptibles de survenir du fait de l'altération du muscle cardiaque luimême. Le premier est, sans nul doute, l'aggravation du mal préexistant. Sur un second plan, nous avons la rupture, la syncope et les accidents emboliques.

La lésion cardiaque augmente certainement du fait de la grossesse, et l'on conçoit sans peine qu'un état, pouvant donner naissance à une lésion quelconque, aggrave cette lésion préexistante. Mais l'aggravation est essentiellement irrégulière. Dans cette marche qui conduit presque constamment à l'asystolie, à côté des cas où l'on suit pas à pas l'évolution de la lésion, il en est d'autres qui n'offrent de remarquable qu'une frappante irrégularité.

L'observation suivante est excessivement intéressante à cet égard. Elle nous a été communiquée par M. le professeur Peter.

OBSERVATION IV.

Picq, Alexandrine, couturière, salle Sainte-Marguerite, 7, Saint-Antoine, 26 ans.

Scarlatine à 5 ans. Réglée à 14. Menstruation régulière.

Première grossesse en 69. Au troisième mois, pneumonie avec frisson, point de côté, crachements de sang. En même temps, la malade ressentit ses premières palpitations. Elles furent d'intensité médiocre, et permirent à la malade de vaquer à ses occupations. Les hémoptysies persistèrent trois mois. L'accouchement fut excellent.

Pendant les quinze mois qui suivirent cette première grossesse, la santé fut bonne. Les battements de cœur et les hémoptysies avaient totalement disparu.

Deuxième grossesse en 71. Nouvelles hémoptysies apparaissant au quatrième mois de la grossesse et durant deux mois. Elles sont plus abondantes que la première fois. En même temps, palpitations reparaissant, sans être beaucoup plus violentes que dans sa première grossesse. Mais la malade s'essouffle plus vite, se fatigue facilement. Accouchement simple, enfant bien conformé.

Troisième grossesse en 71. Crachements de sang au troisième mois. Palpitations assez violentes pour forcer la malade à interrompre pendant quinze jours ses occupations. OEdème des membres inférieurs. Amélioration au cinquième et sixième mois. Au septième, reprise des accidents, avec violentes palpitations, dyspnée, essoufflements. Deux vomissements de sang. L'accouchement fut facile. L'enfant est vivant.

En janvier 74, quatrième grossesse. Celle-ci fut très-pénible et rès-difficile. Les hémoptysies reparaissent dès le début. Elles sont presque continuelles et persistent pendant toute la grossesse. Les palpitations reprennent dès le deuxième mois avec une extrême violence. A partir du sixième, la malade ne peut plus marcher ni monter un escalier sans éprouver de violents accès de dyspnée. Le décubitus dorsal est impossible. Les jambes et les cuisses sont œdématiées. L'enfant vient vivant, mais chétif, l'accouchement a été facile.

Chose qui aggrave pour la mère le pronostic, c'est que, pendant l'intervalle qui a séparé les deux grossesses, les hémoptysies et les battements de cœur n'ont pas cessé.

Cette femme avait une insuffisance mitrale.

Telle est l'observation que nous avons cru devoir rapporter ici comme donnant une idée exacte de la marche progressive des accidents. Il serait difficile de citer des cas où les phénomènes cardiaques aient disparu, mais on en trouverait sans peine où, après une ou deux grossesses compliquées d'accidents asystoliques très-graves, une troisième a pu être menée à bonne fin sans dangers sérieux pour la mère et pour l'enfant.

Nous citons ici l'observation suivante, intéressante au point de vue de l'étiologie et de la gravité des accidents du côté de la mère, que nous avons recueillie dans le service de M. Dujardin-Beaumetz. C'est un bon exemple de la marche de ces endocardites.

Obs. V. — Lésions mitrales à marche progressive.

Rouaud, Emélie, 36 ans, entrée le 22 juillet 1875. hôpital temporaire.

La malade a eu une enfance faible, sans s'aliter jamais; à 19 ans elle fut réglée et la menstruation s'établit normalement et sans peine. Elle marchait bien, n'avait pas d'accès d'étouffements. Jamais la moindre douleur articulaire.

Première grossesse en 1865. Elle fut heureuse, ni hémorrhagie, ni palpitations. L'accouchement eut lieu à terme, facile; à la suite, elle eut quelques accidents de péritonite dont elle guérit, et relevée de cette maladie, elle ressentit les premiers battements de cœur, assez violents pour gêner sa marche. Il en fut ainsi pendant seize mois.

Deuxième grossesse, en 1870. Les phénomènes cardiaques furent presque nuls. Le travail facile.

Troisième grossesse remonte à 13 mois. L'intervalle des deux

dernières grossesses avait été bon, mais dès le début de cette dernière, les battements de cœur se manifestaient avec une grande
violence, sans autre phénomène. La grossesse alla à terme, l'accouchement fut encore facile, mais, environ un mois à la suite de la
délivrance, la malade éprouva des palpitations violentes, accompa-
gnées d'une dyspnée dont l'intensité la força à s'arrêter. Pendant
cette maladie, le troisième enfant mourut.

Les deux premiers vivent encore et se portent bien.

Nous avons vu cette malade le 31 juillet 1875, à l'Hôpital temporaire. Elle était sous le poids d'une extrème cachexie de cause cardiaque.

A l'examen physique, nous avons trouvé la pointe dans le sixième
espace intercostal. Frémissement cataire.

Au premier temps, souffle très-rude, couvrant le petit silence et
atteignant le deuxième temps dédoublé. Le pouls était faible, non
intermittent. Pas d'œdème.

La malade a succombé pendant le mois d'août.

L'autopsie a démontré l'existence d'un rétrécissement mitral
avec insuffisance, et une vieille pleurésie gauche dont elle n'avait
pas parlé, et dont les restes avaient échappé à l'examen.

De plus, on est réellement étonné, lorsque, à côté d'observations où une ou deux grossesses ont suffi pour tuer la mère,
on voit des femmes, après avoir présenté les accidents les plus
graves, revenir à la santé, et recommencer trois ou quatre
fois de suite la même et dangereuse expérience. De ces faits,
dont les observations recueillies jusqu'à nos jours renferment
de très-remarquables exemples, n'est-il pas naturel de tirer
encore une preuve de la puissance d'action de la grossesse,
imprimant à l'organisme de la mère une puissante et terrible
impulsion, donnant lieu à des phénomènes dont l'évolution
même peut être indiquée pour en établir la causalité ? Essentiellement temporaire, l'état physiologique donne lieu à des
accidents passagers comme lui, et dont le meilleur remède est
sa disparition. D'autres faits ont une bénignité bien plus
étrange. M. Duroziez cite à cet égard des faits intéressants.
C'est ainsi que chez une de ces malades, Bonenfant, insuffi-

sance et rétrécissement mitral, rien d'anormal pendant les grossesses n'a révélé la lésion cardiaque. Chez la nommée Thirion, atteinte d'insuffisance et de rétrécissement mitral, et chez laquelle une insuffisance aortique était venue se surajouter, quatre grossesses se sont passées sans phénomène inquiétant. Nous essaierons plus tard de trouver une explication de ces faits.

Le second accident dont nous avons parlé est la syncope. On sait que, même dans les grossesses chez les femmes saines, elle survient assez souvent; mais pour cela même, i est plus difficile d'en étudier les caractères dans le cas actuel. Naturellement, elle doit être plus fréquente et plus grave lorsque l'organe circulatoire central est altéré, et dans certains cas de congestion, rien d'étonnant à ce que le cœur hésite et puisse même s'arrêter devant la surchage sanguine qu'il doit mouvoir.

Dans les archives de l'Académie de médecine de 58, M. Morderet cite le cas d'une femme en état de gestation, et dont il attribue la mort subite à l'arrêt du cœur. Quain a cité un cas analogue chez une jeune femme de 23 ans.

Nous avons, pour compléter la liste des accidents dont le cœur endosse la trop longue et trop grave pathogénie, à parler d'un accident quelquefois rencontré par divers observateurs.

Nous voulons parler de la rupture du cœur.

Dans sa thèse de doctorat de 1854, Dehous fait remarquer qu'il n'est pas étonnant que, sur un cœur ou sur une aorte altérée par la maladie, les efforts d'expulsion du travail capables d'amener des ruptures du diaphragme, puissent faire céder le cœur.

Dans un mémoire de 73, publié dans les *Archives de médecine*, M. Ollivier donne une observation remarquable empruntée à Otto Spiegelberg, où, trois jours après l'accouchement, une femme a succombé subitement. L'autopsie démontre une rupture du ventricule gauche.

Mac Micholl cite un fait semblable. Il s'agit d'une femme accouchée depuis douze jours, qui eut la sensation de quelque chose se brisant dans sa poitrine et qui tomba foudroyée en accusant cette sensation. A l'autopsie, on trouve une rupture du ventricule droit.

Dans tous ces cas, on comprend que l'endocardite n'a pas assez de puissance pour provoquer de tels accidents. C'est à des accidents de myocardite qu'il faut en demander la clef. Quelle que soit la violence avec laquelle un cœur hypertrophié ait à combattre pour arriver à lutter contre les différentes causes qui viennent entraver la circulation, on comprend qu'une altération est nécessaire pour permettre un tel événement, et, en effet, dans ces cas, une dégénérescence graisseuse, accompagnant la myocardite, est venue expliquer le peu de résistance de l'organe.

Le rôle de cette altération, nous le voyons, est double. D'une part, elle favorise la syncope. De l'autre, elle prédispose aux ruptures de l'organe. Mais hâtons-nous d'ajouter que ces accidents sont rares. Ce n'est même pas à eux qu'il convient d'attribuer la plus grande part dans les morts subites signalées au nombre des accidents gravido-cardiaques. Notons cependant ici ce fait, que l'altération du cœur est grave, et qu'elle peut devenir mortelle ; que ce n'est pas une lésion superficielle, limitée à la séreuse de l'endocarde, mais que, souvent, c'est une altération intime, dont on doit se défier, vu les surprises qu'elle a souvent ménagées aux praticiens.

Le troisième accident à signaler ici est encore extrêmement grave, et à lui incombent la plupart des faits de paralysies puerpérales.

C'est encore M. Ollivier, dans le mémoire auquel nous avons emprunté déjà quelques observations, qui a attiré l'attention sur ces faits, et ce sont les mêmes observations qui vont nous servir.

Dans l'observation de Anne B..., nous voyons, à la quatrième grossesse, survenir un accident cérébral constitué par une chute, avec hémiplégie gauche et aphonie, sans perte de connaissance. La délivrance a été normale. La guérison s'est produite, puis les accidents ont reparu à la sixième grossesse. La malade avait une insuffisance mitrale.

، Dans deux autres cas, un accident analogue est survenu assez longtemps après la délivrance, de sorte que, quoiqu'il fût sous l'influence d'une cardiopathie puerpérale, on ne saurait trop le ranger dans les accidents gravido-cardiaques.

Une observation que nous avons recueillie à la Clinique d'accouchements de la Faculté fera mieux saisir le caractère de ces accidents.

OBSERVATION VI.

La nommée Franz Marguerite, entre le 14 janvier 1876, aux cliniques, elle est âgée de 29 ans.

La malade est réglée depuis l'âge de 17 ans. La menstruation s'est établie d'une façon régulière.

Les antécédents sont satisfaisants.

Les phénomènes cardiaques ont devancé ses grossesses. Avant elles, la malade avait déjà ressenti des palpitations. Elle avait même eu un peu d'œdème. Pendant sa première grossesse, qui a eu lieu à l'âge de 28 ans, ils ont un peu augmenté et se sont accompagnés de violents accès d'étouffements et d'un œdème qui, jusqu'à la fin de l'état physiologique, a été en augmentant. Elle a accouché à sept mois d'un enfant mort.

Dans l'intervalle des deux grossesses, elle a conservé des palpitations et une grande tendance à s'essouffler.

La seconde grossesse remonte à juillet.. Les règles ont continué à venir en août et septembre. Elle a eu dès le début quelques vomissements. Les palpitations n'étaient pas plus fortes que d'habitude, mais les jambes ont commencé à enfler au bout d'un mois.

En décembre 1875, elle est tombée au milieu de la rue. La perte de connaissance n'a pas été complète, car la malade entendait, voyait, pouvait parler, mais de travers. Elle put elle-même constater sa paralysie et la déviation de ses traits.

On la transporta dans son lit. Elle y resta deux jours et en ressortit bien remise, quoique conservant encore de la faiblesse du bras gauche. Cet accident a donc eu lieu au cinquième mois de sa grossesse.

La deuxième attaque a eu lieu au sixième mois, c'est-à-dire le 13 janvier. C'est elle qui l'amène à l'hôpital.

Depuis son premier accident, la malade avait remarqué que ses battements de cœur étaient plus violents. A la deuxième fois, la perte de connaissance ne fut pas encore totale. Revenue à elle, elle donna son adresse aux personnes qui l'entouraient. Le lendemain de l'accident, on la transporta à l'hôpital où elle présenta l'état suivant : œdème des deux jambes. Hémiplégie gauche. Le bras est complètement paralysé au mouvement et à la sensibilité. La jambe est également paralysée.

La langue et la commissure sont deviées à droite.

Le pouls est petit, de vitesse normale.

Souffle au premier temps et à la pointe. Anémique à la base.

Un peu d'œdème de la main gauche.

L'enfant remue.

Le 22 janvier, les mouvements du membre inférieur sont très-sensiblement améliorés. Ceux de la main sont complètement nuls. La sensibilité est très-obtuse. Elle ne peut distinguer quel doigt on lui touche.

L'amélioration s'est continuée, quoique lente. La malade accoucha, le 29 ; son accouchement fut facile. Elle était environ à huit mois.

Aujourd'hui les mouvements commencent à reparaître dans le bras paralysé. Ceux de la jambe sont très-marqués.

Dans le cas actuel, vu le manque de prodromes, la forme des accidents, la rapidité avec laquelle les phénomènes se sont dissipés, nous avons diagnostiqué embolie et ramollissement circonscrit.

Tel est aussi le cas d'Ollivier, et tel est aussi le diagnostic qu'il avait fait lui-même.

Le travail de M. Duroziez nous fournit le fait de la nommée Lemaire qui, après avoir eu des étourdissements toute sa grossesse, a eu une attaque de paralysie pendant l'allaitement.

De ces quelques faits, quelques-uns sont d'une importance un peu douteuse. Ce sont ceux où l'accident s'est produit longtemps après la grossesse. Il n'en est pas de même de ceux où l'accident se produit aux mois critiques pour la mère où le cœur prend son principal développement. Là, le rapport de cause à effet se trouve nettement indiqué par la coïncidence et la facilité avec laquelle la relation peut s'établir.

Il n'est pas douteux que dans quelques cas les conséquences ne puissent être plus graves, Les faits que nous avons rapportés ici paraissent tenir à l'embolie. Dans d'autres, sans doute, ces embolies ont pu revêtir la forme apoplectique, et le malade a dû succomber. Il est également probable que, du côté de l'encéphale, on a dû avoir des congestions et des hémorrhagies. De ce côté, les preuves nous manquent, c'est pourquoi nous nous contentons de les signaler ici, pour ne plus avoir à en parler lorsque nous aurons à étudier plus spécialement des questions voisines.

Ces embolies n'ont pas seulement été remarquées du côté du cerveau. Elles ont été trouvées dans les artères, et dans la thèse inaugurale de M. Decornière, nous en trouvons une remarquable observation, extraite des mémoires de Simpson.

OBSERVATION VII.

Il s'agit d'une femme, atteinte d'endocardite rhumatismale, chez qui la grossesse aurait amené une aggravation des symptômes morbides. Deux semaines après, un accouchement de huit mois terminé par le forceps, elle eut quelques symptômes d'irritation, à la suite desquels, un matin, on trouve le pouls insensible au bras droit au-dessous du coude, tandis qu'il était distinct et fort au-dessus. Le membre était froid, rigide, engourdi.

Au bout de quelques jours, la pulsation revint graduellement, mais la circulation dans les deux jambes, parut être affectée d'une façon semblable. Enfin, on eut des phénomènes de phlébite erratique, et la malade mourut dans une attaque de phlegmatia dans le bras gauche et dans le côté gauche de la face.

A l'autopsie, la veine innominée du côté gauche et les troncs afférents furent trouvés obstrués par de la lymphe coagulable. L'artère humérale au pli du bras était fermée par un caillot. Mais la face interne du vaisseau n'avait nulle apparence de lacération.

Les valvules du cœur gauche étaient couvertes de petites végétations variqueuses très-abondantes. Les membres inférieurs ne furent pas examinés.

Là encore la genèse parait simple. Endocardite persistante, aggravation des accidents et détachement de quelques fragments végétants.

Si nous consultons le travail de Simpson, nous voyons que dans d'autres cas, la physionomie des accidents a différé totalement au point de vue de l'effet produit. La même cause a pu, dans diverses circonstances, déterminer des gangrènes considérables, se terminant souvent par la mort de la malade. En général, ces obstructions artérielles s'accompagnèrent de coagulations veineuses. Quelques-unes des autopsies qui y sont jointes sont très-instructives. Telle est dans l'observation III, l'examen du Dr Macfarlane, où on trouva l'orifice aortique recouvert de nombreuses végétations de petit volume. Dans l'artère brachiale et à la fémorale, on trouvait des caillots contenant un petit corps dur, les caillots fermaient complètement la lumière du vaisseau, et le corps était, comme aspect et structure, identique aux végétations aortiques.

La soudaineté de l'apparition des symptômes, l'absence, dans plusieurs de ces cas de tout symptôme, d'artérite locale sont d'autres preuves de leur mode de formation.

Dans cette première classe d'obstructions, les lésions d'artérite, quand elles existent, sont le résultat de l'irritation amenée sur les parois vasculaires par l'action de présence de l'embolus.

Dans une seconde classe d'obstructions qui serait peut-être mieux placée au chapitre suivant, mais que nous ne ferons que signaler, l'inflammation artérielle est primitive, et peut se terminer comme la forme précédente par des gangrènes

d'extrême gravité, à cause de l'obstruction qui vient de suite
en compliquer le cours.

.Tel est le cas rapporté par le même auteur, à l'observation VIII, où, sans altération cardiaque, on vit se développer
chez une femme, quinze jours après son accouchement, une
gangrène des deux membres inférieurs, gangrène expliquée
à l'autopsie par un caillot fibrineux, commençant au-dessus
de la bifurcation de l'aorte, la fermant complètement, occupant les iliaques primitives et le commencement des iliaques
internes et externes.

Dans l'aorte, la masse était très-fortement adhérente aux
parois épaissies, et, au point le plus enflammé, le calibre
du vaisseau était rétréci. Les autres artères étaient saines.

Ces faits ne se rattachant qu'indirectement au sujet qui
nous occupe, nous n'insisterons pas sur eux.

CHAPITRE VI

DES ACCIDENTS DÉPENDANT DES MODIFICATIONS DU SANG.

Les accidents qui dépendent des altérations du sang, se
rapportent à trois chefs principaux.

Les premiers tiennent à son action nocive sur les tissus
vasculaires.

Les seconds se rapportent à son anormale fluidité.

Les troisièmes sont en rapport avec l'augmentation de la
fibrine et la tendance aux coagulations veineuses.

Les premiers accidents ont été signalés précédemment.
On a vu Simpson et de Lotz en faire, la condition du développement des endocardites puerpérales. Nous ajouterons seulement que, s'il a cette action désastreuse sur les fibres cardiaques, il doit également prédisposer aux altérations des parois
vasculaires, et favoriser par là les coagulations veineuses.

Les accidents qui se rapportent à sa fluidité anormale comprennent les hémorrhagies et la difficulté qu'on éprouve à les arrêter. Ces accidents sont plus directement relevables des phénomènes de congestion et nous les étudierons plus tard avec ces derniers.

Reste la troisième classe d'accidents ; ceux qui relèvent du changement quantitatif des éléments sanguins.

Voici à ce sujet, une observation très-intéressante que M. le professeur Peter a bien voulu nous communiquer.

OBSERVATION VIII.

Le 13 octobre 1874, entrait à Saint-Antoine pour y faire ses couches, une femme de 22 ans, qui était au huitième mois de sa grossesse. En outre, cette femme présentait une insuffisance aortique. Le souffle était au deuxième temps et à la base ; souffle doux, bien que très-manifeste. Elle accoucha sans aucun accident.

Cinq jours après, cette femme, qui était à sa seconde grossesse, eut une entérorrhagie considérable précédée de coliques violentes. Elle avait eu pendant la nuit 8 à 10 selles d'un sang absolument pur.

Etonné de ce phénomène qui semblait insolite, M. Peter examina la malade avec beaucoup d'attention, et voici ce qu'il constata : 1° le premier bruit du cœur qui, au sixième mois, était doux quoique bien manifeste, était plus accentué. Le pouls était plus bondissant. Il était donc bien évident que l'insuffisance aortique avait fait des progrès. A l'abdomen, nulle trace de métrite ni de péritonite puerpérale.

L'entérorrhagie dura deux jours, et la malade finit par succomber dans la prostration où elle était tombée.

Le jour de la mort, le pouls était à 150, et la température à 38,6.

Voici ce que révéla l'autopsie : Dans le cœur, insuffisance des valvules aortiques avec végétation. Cette femme avait, dans ses antécédents morbides, un rhumatisme articulaire aigu à 22 ans.

Les valvules offraient une induration presque cartilagineuse. L'une même était toute recoquevillée, ce qui expliquait l'insuffisance aortique. Ce qu'il y avait de plus curieux, c'est qu'au niveau où était la valvule malade, il y avait des végétations comparables aux papilles de l'intestin.

Au-dessous des valvules malades, se trouvait une plaque triangulaire blanchâtre, et, enfin, dans les tendons valvulaires de la mitrale, on remarquait une sorte de cristallisation rosée, transparente.

Le microscope donne les renseignements suivants : Le premier type des végétations semble accollé à l'endocarde qui est absolument intact. L'autre type est de la fibrine, sans nulle trace d'organisation, semblant traversée par des prolongements de l'endocarde. Le ventricule gauche est hypertrophié.

Le foie est très-volumineux. Son diamètre vertical est de 0,13 cent. Son poids de 2570 gr. Le lobe gauche est le siége d'une altération graisseuse. Dans le lobe droit, la congestion prédomine. La veine-porte est oblitérée par un volumineux caillot fibrineux, conique d'un côté.

Ce caillot s'étend par des prolongements jusqu'aux veines sus-hépatiques. Le sang ne pouvait plus pénétrer dans la veine-cave supérieure. Il en était de même pour la veine splénique, obstruée par un caillot. Une tumeur constatée la veille de la mort de la malade, au-dessous du foie, était fermée par un gonflement du cæcum ; par un œdème dû à l'oblitération des vaisseaux veineux porte. L'hémorrhagie mortelle était donc due à un excès de pression sur les capillaires de la veine porte et de ses ramifications.

Ainsi que le fait remarquer M. Peter, dans une de ses cliniques non encore publiées, où nous puisons cette observation, on est involontairement conduit à rapprocher cette coagulation toute spontanée du cœur gauche de celle qui a eu lieu dans le système Porte.

Nous osons dire que, dans le cas particulier dont nous nous occupons, toutes les conditions sont réunies pour produire la thrombose.

Les conditions qui sont nécessaires pour maintenir la fluidité du sang sont la rapidité normale de son cours, et l'intégrité de la paroi. Ici, nous avons une congestion intense dans le système veineux, et de plus, des altérations de l'endocarde. D'un autre côté, nous avons la dilatation du ventricule gauche. En raison de cette dilatation, les parties périphériques de la masse sanguine en mouvement échappent en partie à la progression du liquide, et ces couches sanguines peuvent donner lieu à des coagula sous la seule influence de l'altération pariétale et de leur ralentissement.

Du côté des veines, nous pourrions encore indiquer pour le système abdominal la compression utérine qui, agissant sur le vaisseau, en déforme la lumière, l'aplatit, et introduit dans la question un autre élément de désordre.

Mais, dominant ces conditions qui, à elles seules, pourraient suffire, nous trouvons ici l'altération du sang. Analogue à celle que l'on rencontre dans quelques états morbides et qui est désignée sous le nom d'inopexie, la surabondance de fibrine en est le principal caractère, et c'est cette surabondance qui, bien démontrée chez la femme enceinte, nous donne la clef du problème posé devant nous.

Remarquons que dans l'observation précédente, tout vient à l'appui de cette manière d'envisager la question, surtout en ce qui regarde ces dépôts fibrineux sur ces cordages valvulaires dépolis et ces autres coagulations complètement indépendantes sur un endocarde intact.

Nous ne citerons à l'appui de cette façon de voir, aucun fait d'œdème des membres inférieurs, mais nous demandons à en rapporter ici un qui, bien qu'un point essentiel lui manque, n'est pas dénué d'intérêt.

OBSERVATION IX.

Le 5 août 1875, entrait à la clinique la nommée Adeline Mazouard, âgée de 27 ans.

Dans l'étude que nous fîmes de cette femme elle nous dit qu'elle avait été réglée à 15 ans, d'une façon irrégulière. Jeune, elle était sujette aux crachements de sang, très-oppressée. Aucune course à pied ne lui était possible. En même temps que ses menstruations, étaient survenues des palpitations très-fortes qui lui rendaient tout travail impossible. Elle fut vue par un médecin qui diagnostiqua une affection du cœur et institua un traitement par la digitale et le fer.

La première grossesse fut gémellaire. Les battements de cœur redoublèrent d'intensité; souvent elle avait de forts accès d'étouffements. Au sixième mois, elle eut de l'œdème de la partie supérieure du corps. Les membres inférieurs n'enflèrent pas. En huit jours ce phènomène disparut, on ne le revit plus. Cet œdème occupait la partie antérieure du corps, les bras et les mains. Les mains seules en conservaient quelques traces pendant la fin de la grossesse.

L'accouchement à 6 mois 1/2, fut facile. Les deux enfants moururent, l'un à six mois, l'autre à 8 mois.

Nulles avant l'accouchement et pendant la délivrance, les hémorrhagies reparurent, et le fer et la glace ne parvenaient qu'avec peine à en triompher. Quinze jours après, reprise des pertes, et, pendant un mois, chaque jour la malade en rendit une quantité variable. Les battements de cœur et les étouffements avaient disparu avec la délivrance.

La seconde grossesse, qui commença deux mois après fut bonne. L'accouchement fut facile, à terme, mais une perte intense survint dix minutes après l'accouchement, et avec elle réapparurent quelques palpitations et des accès de dyspnée violents, qui diminuaient et disparaissaient même quand l'hémorrhagie utérine reprenait son cours.

La troisième grossesse eut lieu neuf mois après. A 2 mois fausse couche. Ces deux mois ont été mauvais. La fausse couche a été accompagnée de pertes abondantes qui durèrent jusqu'au 23 août 1875.

Elle compte sa grossesse du 10 novembre. Cette dernière n'a pas été mauvaise, sauf quelques palpitations, beaucoup d'oppression et impossibilité de marcher. Un peu d'œdème de la partie supérieure du corps. Quelques jours avant d'accoucher, diarrhée violente coïncidant avec une recrudescence d'étouffements.

Le pouls de cette femme est petit, irrégulier.

A notre grand étonnement nous n'avons perçu qu'un souffle insignifiant à la base.

En conséquence, et bien que, pour nous nous adoptions pleinement l'idée d'une lésion cardiaque, probablement mitrale, vu le pouls, nous ne citerons ce fait qu'au point de vue de ces hydropisies limitées, dont elle a présenté à sa première grossesse un si remarquable exemple.

Nous ne croyons point qu'ici cet œdème ait été sous l'influence propre de la lésion de la lésion cardiaque, car elle n'en a jamais présenté dans l'intervalle de ses grossesses, et, de même, s'il avait été sous la dépendance du développement utérin, il eût siégé aux extrémités inférieures.

De plus, il apparut au sixième mois, c'est-à-dire, à l'époque où les changements du sang se prononcent surtout. Enfin, autre signe d'une égale importance, il disparut en grande partie avec la plus grande rapidité, sans même attendre la fin de la puerpéralité.

Telle est la physionomie de ces œdèmes de cause veineuse. On voit que, dans la plupart des cas, ils sont loin de provoquer les accidents que présente la malade de M. Peter, mais son observation et la précieuse autopsie qui l'accompagne sont là pour témoigner de la réalité de leur pathogénie, et de leur gravité possible. La lecture de la clinique de Simpson fournirait encore ici quelques faits intéressants.

CHAPITRE VII.

DES PHÉNOMÈNES DE CONGESTION.

Les phénomènes de congestion qui surviennent sous l'influence de la grossesse, chez une femme cardiaque, comprennent également trois questions principales.

La première est celle de la congestion simple, la seconde est celle des œdèmes survenant par suite des stases sanguines. La troisième enfin est celle des hémorrhagies dont on connaît la fréquence et la ténacité.

Le plus redoutable en même temps que le plus fréquent des

phénomènes congestifs, est celui dont la détermination porte sur les poumons (1).

Rien d'étonnant d'ailleurs à cela si l'on veut se donner la peine de réfléchir un instant à ce fait, que le poumon est l'organe qu'atteint le plus directement une altération cardiaque. Duvergie, à ce sujet, s'exprime en ces termes : « Son tissu éminemment vasculaire et spongieux, fait qu'il se congestionne facilement. Ses fonctions sont solidaires de celles du cœur. Si le cœur bat plus vite et plus fort, le sang afflue aux poumons, et, dès lors, il y a stase. Cette stase se produit encore s'il existe un obstacle au cours du sang vers les cavités gauches de l'aorte. La distension de l'estomac, une tumeur du ventre ou de la poitrine favorisent encore la congestion pulmonaire ».

Ici, rien ne manque ; le trouble circulatoire existe, le cœur bat plus fort, la masse du sang augmente. Enfin, la tumeur utérine peut, à bon droit, être comparée à celle dont parle l'auteur cité et être considérée comme favorisant la congestion pulmonaire.

On connait les deux observations que M. Peter a publiées dans ses leçons cliniques, et l'émouvant tableau qu'il a tracé de ce grave accident. On sait que dans le premier cas il s'agit d'une congestion pulmonaire avec bronchite capillaire au cinquième mois, avec récidives dans les mêmes conditions à une seconde grossesse. La seconde offre le récit de phénomènes semblables, survenant au même moment chez un second sujet.

Il n'y a rien d'exagéré dans la sombre description qu'il donne de cet état. Nous avons eu l'occasion de voir, dans le

---

(1) M. le professeur agrégé Charpentier nous a cité ces faits de deux femmes arrivées mourantes à la clinique, qui succombèrent rapidement et chez lesquelles on porta le diagnostic éclampsie. L'autopsie ne révéla que de la congestion pulmonaire. Ces faits montrent chez une femme, même saine d'ailleurs, toute la gravité du pronostic dans les cas semblables.

service de notre maître, M. le professeur Béhier, un exemple
de ce triste épisode de l'état puerpéral, et nous avons pu ainsi
en vérifier les caractères.

OBSERVATION X.

Il s'agissait d'une femme nommée Alexandrine Bontemps, couchée au n° 18 de la salle Sainte-Anne. Cette femme présentait une
insuffisance mitrale de date antérieure à ses grossesses. La première eut lieu il y a deux ans. Elle fut bonne. L'enfant vint à
terme et tout se passa sans pertes. Seulement, à cinq ou six semaines, accès d'étouffements violents.

Les palpitations ne passèrent pas avec l'état physiologique.

La deuxième, dans laquelle nous la voyons, estde six mois. Il y a
quelques jours, elle eut un violent frisson, et, dix jours après, quelques crachats rouges.

Lorsque nous la vîmes, elle était depuis deux jours assise sur son
lit, ne pouvant plus respirer dès qu'elle était couchée. La respiration
était fréquente, brève, superficielle. Le pouls à 124. Elle était si
faible que, dès qu'on essayait de l'examiner, il y avait menace de
syncope. Nous entendîmes seulement dans tout le poumon droit des
râles crépitants et des râles sonores qui existaient aussi à gauche.

La face était cyanosée, la voix presque éteinte et tout l'aspect de
la malade contribuait à aggraver le pronostic.

Une chose nous rassura. Bien que la température fût un peu au-
dessus de la moyenne, l'écart était très-peu considérable. En effet, le
lendemain, ces phénomènes s'amendaient, et trois ou quatre jours
après, tout était rentré dans l'ordre, sous l'influence du repos et de
quelques révulsifs.

On trouvera dans la thèse de Berthiot, soutenue, il y a
quelques semaines, sur le sujet qui nous occupe, l'observation d'un cas analogue, où les accidents ont eu une marche à
peu peu près semblable, avec terminaison funeste. Survenus
subitement, il ont récidivé après avoir cédé une première fois,
et la récidive a entraîné la mort de la malade.

On le sait, ces accidents sont justiciables rapidement de la
saignée ou de la délivrance. Mais souvent, ils ne sont pas si
simples que les premiers que nous avons cités, et nous don-

nerons ici une autre observation que nous a communiquée M. le professeur Peter.

Elle a été recueillie par M. Andral.

Obs. XI. — Insuffisance mitrale. Accidents thoraciques.

Léonie Br..., âgée de 25 ans, entre à l'hôpital Saint-Antoine le 17 février 1874, grosse de cinq mois. Elle se plaint d'une dyspnée considérable et de battements de cœur. Au dire de la malade, l'oppression date du commencement de la grossesse.

L'examen fait constater l'existence d'une insuffisance mitrale. Souffle intense au premier temps et à la pointe, avec hypertrophie.

Deux grossesses antérieures bonnes. Pas de rhumatisme.

Le 8 avril, elle est prise de douleurs utérines et transportée salle Sainte-Marguerite, service du Dr Peter. L'accouchement se termine au milieu d'un état de dyspnée extrême, avec cyanose des lèvres, pâleur de la face et rhonchus trachéaux très-intenses. Immédiatement après l'accouchement, soulagement et coloration meilleure de la face. Pendant le travail, ainsi qu'après aucun râle dans la poitrine.

L'enfant est à 7 mois, sa délivrance se fait avec peu de sang, et facilement sous l'influence d'une légère compression utérine.

Le placenta est bien entier. Il présente sur ses bords, presque sur toute sa circonférence, un dépôt jaunâtre, assez facile à détacher des membranes. La consistance et l'aspect de ce dépôt rappellent ceux des fausses membranes de la plèvre enflammée, ou les caillots fibrineux du cœur et des gros vaisseaux. Il n'est pas formé de plusieurs couches, mais bien d'un feutrage irrégulier. En quelques points, il se prolonge en couches minces entre les cotylédons du placenta et sur la face fœtale. Nulle part, on ne trouve, dans ces produits, de coloration qui soit en rapport avec un épanchement sanguin en voie de résorption.

Le 9. Souffle mitral intense au premier temps et à la pointe. Dyspnée extrême, mouvements respiratoires très-fréquents. R. 54. P. 98. T. 38°,3.

En arrière et à droite, râles fins disséminés à la base. A gauche, matité dans les deux tiers inférieurs du poumon. Souffle énorme, amphorique. Egophonie ; tous les signes d'une pleurésie sont évidents. La veille, au soir, MM. Petit et Andral n'avaient constaté que

la présence de râles fins dans toute l'étendue de la poitrine. L'épanchement s'est donc fait pendant la nuit. Les battements du cœur
sont précipités.

Le 10. Douleurs aux insertions diaphragmatiques et à l'épigastre.
Douleurs à gauche. Le souffle est moins fort, mêlé de râles sibilants et de quelques bulles humides vers la base; on l'entend de
temps en temps vers la région de l'aisselle. P. 92. T. 38°,1. R. 44.

Le 14. L'enfant est mort. Du côté de la mère, amélioration notable; dyspnée moindre. Encore du souffle à gauche.

Le 12. Plus de souffle. Râles moins nombreux.

. Le 14. La malade a été prise dans la nuit d'un violent accès de .
dyspnée. Le matin, la peau est chaude, le pouls rapide. La toux fréquente. A l'auscultation, râles de bronchite dans toute l'étendue
du poumon. M. T. 40°,5. P. 140. S. T. 40°,2. Pouls 120. R. 64.

Le 15. Même état.

Le 16. Rien de nouveau à l'auscultation. Râles fins, à droite.
Accès d'oppression plus considérables.

Le 17. L'état est aggravé, dyspnée, cyanose. Les râles ont disparu.
Le pouls est intermittent, irrégulier. T. 40°,2.

Mort à 5 heures de l'après-midi.

Ainsi, dans cet exemple, sans parler de l'altération placentaire dont nous ne pouvons même essayer de préciser la nature, nous voyons chez la malade se succéder des accidents
de congestion, d'inflammation et d'infiltration pulmonaire ;
l'enfant, bien conformé à sa naissance, ne peut vivre que deux
jours, et la mère meurt, au milieu des phénomènes thoraciques, de cause gravidique.

De ce cas, d'un autre que nous a également communiqué
M. Peter, et où une malade, Séraphine Carié, 29 ans, entrée
à l'hôpital au cinquième mois de sa grossesse, a offert, avec
les signes d'une insuffisance mitrale, les plus redoutables accidents, qu'une saignée opportune, faite par une sage-femme,
est venue heureusement amender, on peut déduire la physionomie générale de ces accidents.

Depuis le simple étouffement, depuis la simple bronchite
un peu aggravée en longueur et en ténacité par l'état spécial

de la circulation, jusqu'aux accidents les plus foudroyants, on a tous les intermédiaires. Quoi qu'il en soit, deux choses principales viennent montrer leur relation avec l'état cardiaque préexistant et la puerpéralité. La première, c'est le moment spécial de leur apparition, cinquième, sixième, septième mois, ou fin de la grossesse. La seconde, c'est l'effet curatif de la saignée, qui agit en diminuant la pléthore sanguine et celui de l'accouchement prématuré.

Il n'est pas dans notre sujet de faire ici une question de thérapeutique, mais ce que les expériences acquises ont fourni, nous croyons devoir l'employer en faveur de l'idée que nous soutenons.

La dernière observation que nous avons citée nous amène naturellement à l'étude des phénomènes d'œdème dans les cas dont nous nous occupons.

On sait que l'œdème des membres inférieurs n'est pas, chez la femme enceinte, un phénomène rare. Il est habituel que, vers la fin de la grossesse, on remarque une infiltration plus ou moins étendue, tenant à la fluidité anormale du sang, et surtout à la gêne de la circulation par la compression qu'exerce l'utérus sur les vaisseaux afférents. Comment le désordre morbide sous la dépendance du cœur vient-il modifier ce phénomène purement mécanique ?

Quelques observations vont le montrer ici.

Nous devons d'abord citer celle que M. le professeur G. Sée a publiée dans l'*Union médicale* de 1875.

Chez sa malade, l'œdème a commencé à se montrer au premier mois de la grossesse. Notons que cette femme avait une double affection mitrale, et qu'elle avait déjà eu les jambes un peu enflées avant sa grossesse.

Cette femme accoucha à six mois, sans diminution de l'œdème, et mourut trois jours après. L'enfant était mort.

Cette note nous donne un des caractères auxquels nous reconnaissons que l'accident est de cause organique, c'est qu'il apparaît dès le premier mois de la grossesse, alors que les changements dans le volume de l'utérus sont trop faibles pour y avoir la moindre influence. L'action du cœur a donc avancé ce début de l'accident.

Rien de plus irrégulier que la marche et les caractères de ces œdèmes de cause mixte. De l'influence, de l'état général, des antécédents de la femme, découlent une masse de circonstances qui en font varier et l'apparition et la gravité.

Notons d'abord qu'ils ne sont pas constants, et, à l'appui de ce fait, nous donnerons l'observation suivante, que nous devons à l'obligeance de M. le Dr Budin.

Obs. XII. — Insuffisance mitrale. Accouchement prematuré.

Le 16 novembre 1875, entrait à la Maternité la nommée Marie Salm..., âgée de 20 ans, couturière. Cette femme a été bien portante pendant son enfance jusqu'à l'âge de 16 ans. A cette époque, elle eut un rhumatisme articulaire aigu qui lui fit garder le lit pendant un mois et demi.

Depuis lors, elle éprouve des battements de cœur dès qu'elle marche un peu vite, lorsqu'elle monte des escaliers surtout. Elle est alors obligée de s'arrêter. Jamais elle n'a eu d'œdème, jamais d'hémorrhagie pulmonaire ou autre.

Les premières règles apparurent à l'âge de 17 ans. L'écoulement menstruel est peu abondant, irrégulier, revient toutes les trois, quatre, cinq semaines et dure deux jours à peine.

Il y a quinze mois, elle toussa beaucoup ; les battements de cœur devinrent très-violents. Elle alla consulter un médecin qui la soigna. Au bout de quelques jours, la toux disparut et les phénomènes cardiaques s'amendèrent jusqu'au jour où elle devint enceinte.

Les dernières règles parurent du 8 au 10 avril. La grossesse a été très-bonne, en dehors des accidents cardiaques. Dès le 15 mai, en effet, apparurent de violentes palpitations qui n'ont pas cessé. Les battements de cœur ont été augmentés. Le 15 septembre, ils sont tels que la malade ne peut plus marcher sans être immédiatement essoufflée.

Dans la nuit du 13 au 14 novembre, elle perdit les eaux. Le 16, au matin, survinrent quelques douleurs ; elle vint alors à l'hôpital,

En l'examinant, on constate, à la palpation de la poitrine, des battements de cœur violents. Le pouls est, du reste, très-irrégulier. A la percussion, le cœur paraît très-hypertrophié. A l'auscultation existe un souffle très-intense, sifflant assez rude, mais non râpeux. Ce souffle est au premier temps et à la pointe.

La malade n'a pas d'œdème des membres inférieurs.

L'accouchement se termine spontanément le 16 novembre. L'enfant était une fille vivante, faible, pesant 1,450 gr., qui a succombé dans la nuit du 19 au 20 novembre.

Le placenta pesait 360 gr. Il ne présentait rien d'anormal et n'offrait aucune dégénérescence graisseuse ou fibrineuse des villosités choriales.

A côté de ce fait, nous en trouvons où les phénomènes ont suivi des marches absolument différentes, et, en réalité, il n'est guère de variété d'œdème qui n'ait été observée.

Dans un grand nombre de cas, l'époque de l'apparition de l'œdème n'est nullement aussi précoce que dans l'observation de M. le professeur G. Sée.

Dans le travail de M. le Dr Duroziez qui contient un très-grand nombre de faits intéressants, on trouve, à côté de femmes aussi favorisées que Marie Salm, d'autres, chez qui les accidents ont débuté deux ou trois mois avant l'accouchement; avec d'autres chez qui l'œdème a débuté quinze jours seulement l'acte final.

Au point de vue du siége, après les jambes, c'est aux mains et à la figure que nous voyons l'œdème siéger le plus souvent.

Tel est le cas de Loiseau (*loc. cit.*, p. 669), où la malade présente de l'œdème de la figure, des pieds, des mains, qui disparaissent après l'accouchement.

Enfin, souvent, on a vu les cavités séreuses elles-mêmes être envahies pour l'épanchement, et, chose étrange, ce n'est pas seulement pendant l'accouchement, mais c'est un temps variable après la délivrance, lorsque l'organisme maternel semble délivré des principales causes de gêne circulatoire que ces œdèmes vont survenir.

Nous en rapporterons ici deux observations.

Obs. XIII.— Insuffisance et rétrécissement mitral. Insuffisance tricuspide. Insuffisance aortique. Chorée. Accidents cardiaques, Hémoptysie (Durozziez).

Raquillet, tapissière, salle Saint-Antoine, 9, Hôtel-Dieu, 14 juin 1865.

Elle a une fièvre typhoïde très-grave à 11 ans, et la chorée de 14 à 21 ans. Depuis longtemps, la gêne pour monter est grande. Les règles sont normales. Six mois avant son mariage, à 28 ans, elle arriva un jour, chez sa tante, tout essoufflée. Depuis ce moment, les palpitations et la toux, ne la quittent pas. Il y a quinze mois, elle cracha du sang pendant deux ou trois jours. Elle a deux enfants et fait une fausse couche de six mois, il y a trois semaines ; depuis ce moment elle a de la jaunisse et de l'ascite. Les jambes ne sont enflées que depuis quinze jours.

Nous avons recueilli la seconde à l'hôpital Cochin, dans le service de M. le Dr Bucquoy.

Observation XIV.

Clémentine Lassalle, salle Saint-Philippe, no 12 ; 39 ans.

A 13 ans, la malade a eu une attaque de rhumatisme articulaire aigu généralisé, qui a duré assez longtemps. Elle fut réglée après cette maladie ; ses règles viennent facilement. Elles durent quatre ou cinq jours.

Première grossesse à 22 ans. Les symptômes cardiaques ont commencé avant cette grossesse. L'essoufflement était facile et rapide, l'oppression pénible, les palpitations violentes, sans, cependant, avoir jamais présenté d'œdème. La grossesse fut assez bonne ; pas de vomissements.

Cependant, la veille de l'accouchement, une syncope la tint près de dix heures sans connaissance. L'accouchement eut lieu à terme ; l'enfant est vivant ; elle l'a allaité.

Cependant, elle remarqua que les palpitations avaient augmenté de force, et qu'elle avait un peu d'œdème dès le premier mois, mais qui ne devint pas très-fort.

Deuxième grossesse à 38 ans. Dans l'intervalle, quelques battements de cœur, moins fréquents que pendant la grossesse. Oppression très-marquée. La malade ne pouvait pas monter d'escalier. L'œdème commença encore dès le premier mois. Elle eut quelques vomissements et une notable recrudescence dans les phénomènes d'oppression. A six mois, fausse couche facile; l'enfant était mort.

Pendant cette grossesse, l'œdème n'était nullement resté stationnaire. Les jambes, les bras, puis la figure, avaient été successivement atteints. Des palpitations et des étouffements extrèmes, joints aux premiers phénomènes, la retinrent deux mois à l'hôpital.

Troisième grossesse à 39 ans. L'œdème a commencé dès le premier jour. La perte des forces est totale. La marche est impossible. Les battements de cœur et les étouffements sont bien plus forts que dans les autres; le besoin d'air est continuel. La malade ne peut rester qu'assise.

L'œdème a été encore général. Actuellement, sous l'influence d'un long séjour au lit, la peau et les mains n'en ont plus de traces. Elle est à huit mois et demi.

Cette femme accoucha à terme, d'un enfant vivant, mais il se développa de nouveau des phénomènes d'infiltration. Ces phénomènes attaquèrent la plèvre, et la thoracentèse fut jugée nécessaire huit jours après l'accouchement. Nous l'avons revue quelques mois après l'accouchement; son état était passable.

On voit donc que ces phénomènes d'infiltration suivent des marches très-variées, et que, pour en faire une étude complète, il serait bon de traiter, d'une part, ceux qui surviennent pendant l'état d'hypertrophie cardiaque, et, d'autre part, ceux qui suivent la délivrance.

Nous n'avons pas ici un pronostic aussi grave que pour la congestion. Tandis que cette première peut être une cause de mort subite, l'infiltration n'offre aucun exemple où elle donne lieu à une pareille conséquence. Mais, quoi qu'il en soit, c'est une très-sérieuse cause de gêne respiratoire, surtout lorsque l'épanchement se généralise et vient attaquer les grandes séreuses de l'économie. Par ce mécanisme indirect, elle agit d'une façon évidente sur le poumon, par conséquent gêne l'hématose et concourt pour sa part à la production des phénomènes plus graves qui peuvent frapper le malade.

A l'étude des œdèmes doit naturellement se rattacher celle des hémorrhagies. Le plus souvent, ces accidents sont sous la dépendance de congestions, et, ici, ces congestions étant excessivement fréquentes, elles doivent constituer un des plus fréquents phénomènes morbides de l'état que nous traitons.

Avant de commencer les quelques alinéas que nous voulons y consacrer, signalons en passant que, chez les femmes atteintes de maladies de cœur simples, les désordres de la menstruation sont fréquents. Chez d'autres, avant que le mal ne se déclare par ses signes spécifiques, en voit des hémorrhagies nasales abondantes et tenaces; l'établissement du flux est retardé et difficile.

Le premier fait que nous envisagerons est la persistance des règles pendant la grossesse chez les femmes atteintes de maladie de cœur. Une des malades, dont nous avons précédemment donné l'histoire, nous en fournit un exemple.

Nous en trouvons un autre fort remarquable dans le mémoire de Duroziez.

C'est une femme nommée Mauchain, chez laquelle les règles ont persisté pendant les premiers mois d'une grossesse.

Ces écoulements anormaux, intermédiaires entre la santé et la maladie, qu'ils ne constituent pas entièrement, nous conduisent naturellement à l'étude des hémorrhagies utérines. Ce sont en effet les plus fréquentes; mais elles n'excluent pas les autres, et le nez, le poumon, ont une part incontestable dans cette sorte d'accidents.

Deux des observations déjà citées sont de remarquables exemples de ces hémorrhagies. Celle qui suit a été recueillie par nous dans le service de M. le professeur G. Sée. Elle offre surtout de l'intérêt, au point de vue de la marche des accidents, des avortements et des pertes qui ont accompagné les grossesses. M. Vinache nous a communiqué les antécédents et le diagnostic du professeur.

OBSERVATION XV.

Clémence Demorny, 25 ans; entrée le 18 oct. 75, Charité, salle Sainte-Anne. Antécédents descrofule. Cicatrices au cou. A cinq ans, scarlatine; puis immédiatement après, fièvre typhoïde. A 11 ans, chorée. Jamais d'œdème ni d'anasarque.

A 12 ans, établissement de la menstruation, non sans peine, et après de véritables hémorrhagies qui duraient huit jours, puis disparaissaient pour reparaître non pas le mois suivant, mais de deux en deux mois. Pas d'épistaxis.

Jamais le moindre battement de cœur. La marche était facile.

Première grossesse à 16 ans. Bonne. Ni vomissements, ni œdème, ni battements de cœur. Ni hémorrhagies ni persistance des règles. L'accouchement fut naturel et à terme.

Deuxième grossesse à 18 ans. Pendant celle-ci, pertes continuelles. Cependant, pas de phénomènes cardiaques, pas d'accès d'étouffement. Ces pertes commencèrent au deuxième mois, et allèrent jusqu'à six mois et demi, époque où elle accoucha. Pas de pertes à l'accouchement.

Troisième grossesse à 19 ans. Les pertes furent aussi violentes qu'à la première. De plus, elle ressentit quelques battements de cœur, dont elle ne peut préciser l'apparition. Quoi qu'il en soit, dès qu'elle marchait, elle était essoufflée et devait s'arrêter. Fausse couche à quatre mois (15 août 1869). La fausse couche n'arrêta pas complètement les palpitations.

Quatrième grossesse; 20 ans. Dès le premier mois, battements de cœur assez violents; au deuxième, pertes continuelles. Pas d'œdème, fausse couche à quatre mois (28 février 1870).

Cinquième grossesse. Pertes continuelles et palpitations. Fausse couche à trois mois et demi (novembre 1870).

Sixième grossesse; 22 ans. Le commencement de la grossesse a été bon. Les pertes n'ont commencé que trois mois avant terme. A cet instant, on craignit la fausse couche, mais un médecin put arrêter les accidents. Palpitations. Accouchement à terme, bon.

Septième grossesse; 24 ans. Pertes abondantes et fausse couche à deux mois et demi. La malade ayant nourri pendant dix-sept mois n'eut pendant ce temps ni pertes ni règles. Elles n'ont reparu qu'à la cessation de la lactation. Palpitations assez violentes.

Huitième. Pertes et palpitations. Fausse couche à six mois et demi.

Neuvième. Terminée le 11 octobre 1875 par une fausse couche à deux mois et demi. Pertes et palpitations.

La malade, que je vois au commencement de novembre, accuse un peu d'aggravation des phénomènes cardiaques. De plus, depuis huit jours, elle perd un peu de sang.

Depuis quelques mois, la malade présente des phénomènes hystériques très-marqués.

Le cœur nous donne les signes suivants : la palpation montre que la pointe bat dans le septième espace intercostal. Léger frémissement vibratoire. La percussion est pénible, car toute la région précordiale est d'une très-vive sensibilité. Souffle présystolique à la pointe, au premier temps ; dédoublement du second bruit.

Pouls petit, lent, régulier.

Chez cette femme, nous avons un fort bel exemple de pertes accompagnant toutes les grossesses, et cessant avec elles. Il n'en est pas toujours de même. Assez souvent, la délivrance n'arrête nullement la perte, et la déperdition continue à affaiblir la mère pendant un temps variable.

Telles sont les deux observations suivantes.

OBSERVATION XVI.

Tardivel (Duroziez) ; rétrécissement mitral.

La deuxième délivrance est accompagnée d'une perte affreuse. Quatrième grossesse ; pertes considérables pendant cinq mois, puis fausse couche à cette époque. Le médecin ne pouvait croire qu'elle fût enceinte. Sixième grossesse ; fausse couche à cinq mois ; perte affreuse. Neuvième grossesse ; un garçon à cinq ou six mois, perte énorme.

OBSERVATION XVII.

Gourio, 51 ans, couturière. Entre salle Sainte-Marthe (Charité), le 24 août 1868 (Duroziez).

Étant jeune elle a eu des épistaxis très-abondantes, de l'essoufflement, des pertes de connaissance. Elle a été atteinte successivement par la rougeole, la scarlatine, la variole et la fièvre typhoïde. Les règles apparaissent à 15 ans et restent normales jusqu'à 47. Elle a son premier enfant à 24 ans, et est prise à 25 d'érysipèle et de métrorrhagies graves qui durent six mois. A 36 ans, elle accouche de son dernier enfant. Elle me dit n'avoir jamais eu les jambes enflées pendant aucune de ses dix grossesses.

Insuffisance et rétrécissement mitral.

Nous voyons, d'après ces faits, que les hémorrhagies peuvent survenir avec plus ou moins de régularité pendant la grossesse, et plus spécialement au moment où devraient apparaître les règles, au moment de la délivrance, ou postérieurement à elle. Le plus souvent, elles se terminent avec la grossesse. Quelquefois, elles font exception et se continuent plus tard.

Ce qui leur imprime un cachet tout particulier, qui vient en même temps témoigner du désordre circulatoire, c'est leur répétition souvent extrême. De plus, tandis que, chez la femme à l'état sain, c'est du deuxième au troisième mois que les hémorrhagies suivies de fausses couches sont surtout fréquentes, en rapport avec le développement de l'utérus, c'est ici au moment fatal du cinquième au sixième mois que l'hémorrhagie arrive à causer l'avortement. Nous avons d'ailleurs vu que les premiers mois de la gravidité sont loin d'en être exempts, et que, dès le second mois, les phénomènes d'hémorrhagie utérine peuvent se produire.

Les hémorrhagies qui tiennent à l'insertion vicieuse du placenta sur le col surviennent quelquefois au même moment que celles dont nous nous occupons. Le toucher les fera reconnaître. En outre, leur périodicité est plus exacte, leur marche plus régulière, et leur tendance est de s'accroître régulièrement jusqu'au moment où la fausse couche a lieu.

Après les hémorrhagies utérines, celles qui se rencontrent le plus fréquemment sont les hémorrhagies de l'appareil respiratoire, se traduisant à l'extérieur par des hémoptysies plus ou moins abondantes.

Et cela n'a rien d'étonnant : si l'on veut bien se souvenir que c'est dans les poumons que les phénomènes de congestion prédominent, c'est également dans cet appareil que doivent se rencontrer le plus souvent les phénomènes d'hémorrhagie, après l'utérus.

L'observation de la nommée Picq (Alexandrine), insérée précédemment, en est un remarquable exemple. On y voit les hémoptysies incidenter chaque grossesse, augmenter d'abondance au fur et à mesure que les grossesses augmentent de nombre, se tenir ainsi en rapport avec les troubles fonctionnels qui, à la quatrième grossesse, arrivent à mettre en péril la vie de la mère.

Ce qui prouve, ou du moins ce qui semble prouver que la cause de ces hémoptysies est bien dans l'état de la mère, c'est qu'elles paraissent la compensation de pertes qui disparaissent dans les cas où elles apparaissent. D'ailleurs, tous les intermédiaires peuvent se trouver comme abondance et comme durée de l'écoulement. Dans quelques cas, ce sont des stries de sang simples que le médecin aperçoit dans les crachats qui lui sont présentés par sa malade, sans que le phénomène révèle aucun accident caractère inquiétant.

Ce n'est pas là le cas le plus ordinaire. En général l'hémoptysie est plus appréciable, et la quantité de sang rendu suffisante pour provoquer des craintes de la part de la malade et de celle du médecin. Elle dure alors pendant un temps qui peut être de huit, quinze jours, plus longtemps parfois, et, une fois que l'hémorrhagie a fait choix du poumon, c'est par cet organe qu'elle a une tendance évidente à se reproduire, si bien que, chez quelques malades où chaque nouvelle grossesse amène de nouveaux accidents de congestion, ce sont toujours les hémoptysies qui occupent la scène.

Ces malades, quelquefois, racontent qu'elles ont vomi du

sang, et on les entend, non sans étonnement, affirmer qu'elles en ont vomi un ou deux litres. Quelle est la valeur de ce fait?

Au premier abord, on peut songer à une hémorrhagie stomacale, mais nous ne croyons pas que ce soit là la vérité. Les faits dont nous disposons, qui se réduisent à celui d'Alexandrine Picq, qui dit avoir vomi de un à deux litres de sang à sa troisième grossesse et à un ou deux faits semblables rapportés par Duroziez, ne sont point accompagnés de détails assez précis pour pouvoir juger la question, Mais, chez les femmes en question, nous pensons à une grande prédisposition aux hémoptysies qui sont l'accident ordinaire de leurs grossesses, et qui acquièrent chez elles une grande abondance, si bien que le vomissement qu'elles accusent n'est peut-être qu'un réflexe accompagnant l'hémorrhagie pulmonaire. De plus, l'imagination des malades, prompte à s'effrayer dès qu'elles aperçoivent du sang, nous permet de réduire considérablement la quantité du sang rendu et de les soupçonner fortement, de sorte qu'il n'y a rien de contradictoire à admettre simplement une hémoptysie abondante, ayant provoqué, par action réflexe, des efforts de vomissements.

Les épistaxis paraissent avoir un rôle tout différent chez les femmes que nous étudions ici. Ce n'est plus, en effet, dans les mêmes conditions qu'on les rencontre et on ne saurait leur attribuer la même valeur. Elles se trouvent surtout abondantes et tenaces dans les antécédents des sujets qui, plus tard, présentent les altérations cardiaques ; mais c'est là un phénomène de jeunesse, qui, d'après les faits que nous avons entre les mains, revêt le caractère particulier de précéder les altérations cardiaques, tient à l'établissement de la menstruation beaucoup plus qu'à la grossesse, de telle sorte que nous pouvons l'étudier ici.

Il est à croire qu'il existe d'autres phénomènes de congestion que ceux que nous venons d'énumérer, mais là encore les faits nous manquent. Cependant dans l'observation de Raquillet précédemment rapportée, nous voyons un fait d'ictère survenir sous l'influence de la puerpéralité. D'un autre côté, on sait que, assez souvent, l'urine des femmes en couche contient de l'albumine et suivant quelques observations cette albuminurie paraît venir et diaparaître, avec rapidité. Tel est le cas rapporté par Duroziez, de sa malade nommée Toussaint qui, un ou deux jours avant l'accouchement, présentait coïncidant avec une infiltration totale, une quantité considérable d'albumine. Huit jours après l'acchement l'albumine diminuait avec l'œdème, et quatre jours plus tard, il ne restait plus qu'une quantité très-faible de la substance anormale.

En présence de l'apparition et de la disparition rapide de ces faits, ne serait-on pas fondé à demander si ce ne sont pas là des phénomènes de congestion passive, dont ils ont l'évolution et la marche essentiellement subordonnée à la cause génératrice.

CHAPITRE VIII.

DES ACCIDENTS CONSÉCUTIFS A L'ACCUMULATION D'ACIDE CARBONIQUE.

Ces accidents nous paraissent devoir être scindés pour en faciliter l'étude. En conséquence, nous les divisons en

1° Accidents du côté du fœtus,

2° Accidents du côté de l'utérus.

Nous laisserons de côté l'action du sang chargé de ce gaz sur les tissus maternels. Cette question rentre dans ce que nous avons dit du sang vicié à ce point de vue, et son rôle comme produisant ou plutôt favorisant la dyspnée que tánt de causes tendent à produire. Ce que nous avons dit plus haut suffit à cet égard.

Bien que, contrairement aux anciennes idées, on admette sur preuves excellentes l'indépendance de la circulation de la mère et de celle du fœtus, on est d'accord pour reconnaître que c'est au sang maternel que le sang fœtal emprunte ses éléments nourriciers. Le placenta a pu être comparé au poumon, où ce liquide vicié, après avoir servi à la nutrition du fœtus, après avoir laissé dans sa course ses principes vivifiants vient en demander une nouvelle dose à l'organisme aux dépens duquel il végète neuf mois.

Or, de même que, sur l'homme fait un air vicié peut donner lieu à de graves accidents, de même qu'un séjour trop prolongé dans un milieu où l'oxygène manque peut amener et consommer l'asphyxie, ainsi, pour le fœtus, la viciation de ces mêmes matériaux peut amener chez lui des accidents analogues

Supposons donc que par suite d'une stase exagérée, ou par suite d'une diminution de la force du cœur, produisant cette même stase, le sang utérin ne se renouvelle pas. Au bout d'un temps assez court, le manque d'oxygène fera sentir ses terribles effets. En vain le cœur du fœtus enverra par le placenta des masses de sang toujours renaissantes. Il viendra un moment où le manque de gaz nutritif se produisant, l'asphyxie pourra se produire. Asphyxie qui, nous le répétons, est de cause essentiellement simple, et tout à fait comparable à celle qui survient chez l'adulte privé d'une ration suffisante d'oxygène.

La relation interne des deux circulations fait aisément comprendre le mécanisme des accidents qui, dans ces cas, peuvent survenir.

Nous avons vu que, heureusement, grâce à une action réflexe spéciale, l'utérus entre en jeu pour aider le cœur, mais quelquefois cette réaction n'a pas lieu, et alors, mathématiquement, le fœtus doit mourir.

M. le professeur G. Sée a parfaitement défini le mécanisme de cette mort, lorsque, dans sa leçon clinique de 1874, il l'attribue à l'altération du sang. Son observation, où l'enfant est mort avant la mère, est un heureux exemple de cet accident.

L'observation suivante, à laquelle nous avons déjà fait un emprunt, nous montre la question sous le même jour.

Obs. XVIII. — Affection cardiaque. Grossesse. Mort subite. Enfant mort depuis quelques jours (Budin).

Vallet Aimée, 23 ans, blanchisseuse, rue du faubourg Saint-Antoine.

Le 8 février 1873, à trois heures du matin, on amenait à l'hôpital Saint-Antoine une jeune fille enceinte se disant presque à terme et qui avait été prise d'accès subits de suffocation. Cette femme était de taille petite et présentait une scoliose gauche très-accusée. Voici ce qu'on raconte :

Elle avait été dans la soirée rendre visite à l'une de ses amies, quand, en rentrant chez elle, à minuit, elle fut prise tout à coup d'un violent accès d'étouffement. Complètement incapable d'achever sa route, elle dut s'asseoir. C'est là que, vers deux heures trois quarts, elle fut trouvée et conduite à l'hôpital.

Quelquefois déjà, avant sa grossesse, elle avait eu des accès d'étouffement qui avaient cédé avec assez de rapidité et n'avaient jamais présenté un tel caractère de gravité. En général, elle était bien portante. Un mois auparavant, elle avait été prise de douleurs et s'était présentée à l'hôpital. Elle y avait été admise, puis renvoyée trois jours plus tard, les douleurs ayant disparu. Bien que rachitique, les dimensions du bassin sont presque normales.

La dyspnée était très-intense ; la face bleuâtre, cyanosée ainsi que les extrémités ; la respiration très-fréquente, le pouls rapide, petit, presque imperceptible, à l'auscultation ; dans toute l'étendue de la poitrine, râles bronchiques ou trachéaux. Les battements du cœur étaient violents et précipités.

Température axillaire, 34°,2 ; vaginale, 36°,3.

La palpation abdominale montrait l'utérus remontant jusqu'à 4 travers de doigt au-dessous de l'ombilic, mais n'atteignant pas l'appendice xiphoïde. A l'auscultation, on n'entendait que la transmission des râles bronchiques et trachéaux de la poitrine, assez nombreux pour couvrir les battements du cœur fœtal. En aucun point on ne peut percevoir ces derniers.

Par le toucher vaginal, on trouvait le col effacé mais fermé. La tête se présentait, mais n'était nullement engagée dans l'excavation pelvienne. On la sentait très-nettement en déprimant la paroi abdominale extérieure. La main gauche restant sur le ventre en même temps que l'index droit demeurait appliqué sur le col pendant deux ou trois minutes, il ne fut pas possible de percevoir aucun des mouvements du fœtus.

Les sinapismes furent immédiatement appliqués sur les membres inférieurs, mais sans résultat efficace. On entoura de boules d'eau chaude et de couvertures la malade qui se disait glacée.

Rien du côté des organes urinaires.

Vers quatre heures, la dyspnée continuant, la face devenant de plus en plus cyanosée, l'état de la malade s'aggravant, on songea à une saignée de 250 à 300 gr. Un certain assoupissement envahissait la malade. Un sang noir s'écoula lentement.

Après la saignée, l'état général devint meilleur, l'assoupissement céda, la respiration devint plus facile, la cyanose diminua, la dysnée devint moins intense.

La malade resta dans cette position jusqu'à cinq heures quarante-cinq, alors, se croyant mieux, malgré les filles qui l'entouraient, elle fit un effort pour se lever ; elle retomba sur le lit. Elle était morte.

Autopsie. — Le 9 février, 10 h. 28 h. après la mort.

L'aspect extérieur n'offre rien de particulier comme coloration. Pas de cyanose de la face ni des extrémités. Les membres étaient très-peu déformés, petits, mais sans exagération de courbure des os bien appréciable. Scoliose gauche.

La paroi abdominale fut appliquée sur l'utérus par deux aides qui la comprimaient, puis une incision verticale fut étendue de l'ombilic à la partie supérieure de la symphyse pubienne. On arrive ainsi, en excisant couche par couche, au corps de l'utérus, qui fut lui-même sectionné. Le placenta occupait la face antérieure et supérieure de la cavité utérine. Il fut décollé et on pénétra dans l'intérieur de l'œuf. La position de l'enfant était normale. Il présentait le sommet en O. I. G.

Le fœtus était à terme, bien que peu volumineux. La peau était recouverte d'un enduit sébacé assez considérable, et le point d'ossification de l'extrémité inférieure du fémur était nettement marqué. Il était mort depuis plusieurs jours; car l'épiderme s'était détaché au niveau du scrotum et sur la face antérieure de l'abdomen, près de l'ombilic. Tous les organes paraissaient sains. Nulle trace de syphilis. Le placenta était loin de présenter les dimensions normales. Il était circulaire. Les diamètres mesuraient 13 cent. à 13 cent. 1/2. Il ne pesait que 205 gr. Son épaisseur ne dépassait guère que 2 cent. Nulle part de dégénérescence fibreuse.

L'utérus n'offrait rien de particulier. Le col était seulement forcé, non dilaté.

Foie gras, tube digestif et reins normaux.

Plèvres intactes, seulement quelques adhérences à gauche. Poumons congestionnés.

Péricarde sain.

Le cœur était notablement hypertrophié. A droite, l'orifice tricuspide était dilaté et mesurait 122 mill. de circonférence (normal 99 chez la femme). A gauche, les valvules sigmoïdes de l'aorte étaient suffisantes et normales. La valvule mitrale était le siége d'un rétrécissement notable, avec épaississement et induration de son bord libre, et légère rétraction des piliers. Il en résultait un infundibulum à base tournée du côté de l'oreillette, à sommet dirigé vers le ventricule. L'orifice recevait à peine la première phalange de l'index, et mesurait 53 mill. de circonférence (93 normal chez la femme). Pas d'insuffisance.

Dans la cavité crânienne, il n'existait aucune altération des méninges, ni de la substance cérébrale, aucun liquide dans les cavités ventriculaires.

Nous voyons donc ici une femme, succombant à des accidents où le cœur et la congestion ont dû jouer leur rôle, se présenter avec une dyspnée et une cyanose caractéristique. Cette femme paraît avoir eu autrefois des phénomènes semblables, mais moins graves. Elle y succombe, et l'enfant est trouvé mort, victime sans nul doute de l'enchaînement asphyxique, qui a fini par faire aussi succomber la mère.

L'observation de Toussaint, dans le travail de M. Duroziez, est un autre remarquable exemple de ce fait; on pourrait les multiplier ici, et nous croyons que cette cause revendique une bonne part des enfants qui meurent au milieu des accidents maternels, surtout quand ces accidents sont ceux que nous avons signalés, et dont l'insuffisance de l'hématose est la conséquence évidente.

Le rôle du sang sur le produit de la conception est-il plus complexe que ne l'indiquent ces observations? Nous le croyons. M. Duroziez a fait remarquer que les enfants naissant de femmes cardiaques meurent jeunes, et que de leur côté la perte est énorme. Or, pour expliquer cette mortalité, il faut, croyons-nous, avoir recours à cette faiblesse congénitale dont l'enfant est redevable au sang vicié qui l'a nourri.

De plus, la dernière observation que nous avons citée est rendue précieuse, parce qu'elle s'accompagne de l'autopsie des annexes. On doit se souvenir que, dans le courant de ce travail, j'en ai cité une seconde. Là, encore, on aurait à se demander jusqu'à quel point le sang vicié n'est pas susceptible de favoriser ces vicieuses évolutions. Bien que les faits nous manquent pour juger la question, et nous la poserons sans la résoudre, mais non sans avouer que nous croyons que la nutrition vicieuse du placenta, dans ces faits, doit concourir pour une large part à ces phénomènes morbides.

Le dernier accident dont nous avons à parler ici est l'avortement. Nous avons expliqué sa pathogénie. Nous avons fait voir que ce n'était que le fait de l'exagération d'un phénomène normal, qu'il reconnaissait le même mécanisme, et qu'on pouvait le considérer comme le résultat des effets du muscle utérin, cherchant à se débarrasser d'un sang vicié et n'y parvenant, en vertu des nouvelles conditions faites, qu'après des contractions qui franchissent la limite physiologique et peuvent déterminer le travail prématuré.

Les observations que nous avons citées déjà en donnent de rémarquables exemples. Une d'elles, qui serait parfaitement à sa place dans ce chapitre, nous a montré que, chez certaines femmes, il se répète à chaque grossesse avec une remarquable ténacité. Nous allons encore en donner quelques-unes, pour tâcher d'en mettre en évidence les principaux caractères.

Obs. XIX. — Affection cardiaque. Accouchement prématuré.

La nommée Aline Rossignol, 18 ans, célibataire, mécanicienne, entre le 25 novembre 1875, à la maternité (Budin).

Cette jeune fille est pâle, maigre. Elle dit avoir eu à l'âge de 7 ans un rhumatisme articulaire aigu qui l'a retenue au lit pendant un mois. Elle fut convalescente pendant six semaines. A partir de ce moment, elle eut constamment des battements de cœur ; elle ne pouvait courir ni monter les escaliers sans être obligée de s'arrêter essoufflée et ayant des battements de cœur violents.

Depuis lors, elle est entrée il y a deux ans, à l'hôpital, pour une contusion du pied. A sa sortie on lui ordonna de prendre des pilules de digitale. Cette année elle ne se croyait pas enceinte, quand survinrent les premiers vomissements. Elle alla à la consultation du bureau central, on l'ausculta et on lui ordonna la digitale.

Elle a été réglée pour la première fois à 14 ans, mais elle l'était d'une façon très-irrégulière, restant quelquefois six semaines, deux mois, sans perdre de sang.

La malade ne peut fixer le début de sa grossesse.

Les membranes se sont rompues spontanément le 25 novembre, à une heure du matin. Les premières douleurs ont été ressenties le même jour à neuf heures et demie, et l'accouchement a lieu le soir à cinq heures quinze. L'enfant présentait le sommet.

Le pouls est irrégulier. Le cœur est hypertrophié, il présente une insuffisance et un rétrécissement aortiques.

L'enfant succomba deux heures après sa naissance.

Le placenta était normal.

D'après le poids du fœtus, qui était de 1,250 gr., et sa longueur de 39 cent., l'accident semble être arrivé au septième mois.

L'observation suivante nous a été communiquée par M. le Dr Pinard.

Observation XX.

La nommée Honorine L..., âgée de 23 ans, piqueuse de bottines, entre le 5 février 1874, salle Saint-Vincent, lit n° 4. Son père et sa mère jouissent d'une bonne santé. Pour elle, elle a eu quatre en-

fants à terme, mais dont l'un est mort très-jeune; quant aux trois
autres, tous sont rhumatisants.

La malade a été réglée à 14 ans. Depuis, elle voit régulièrement
tous les vingt-huit jours. Elle raconte qu'à l'àge de 7 ans elle eut
une première attaque de rhumatisme qui la fit rester au lit cinq
mois, tant chez un parent que dans le service de M. Blache.

A 9 ans, nouvelle attaque rhumatismale; elle resta un mois à
l'hôpital.

A 11 ans elle fut reprise de douleurs rhumatismales. A 14 ans,
à 19 ans, quatrième et cinquième attaque. Depuis l'âge de 20 ans,
bonne santé générale, si ce n'est de la dyspnée des accès d'étouffement, des palpitations, et une légère bronchite.

Dernière apparition des règles le 1er août 1873. Epoque présumée
de la grossesse : derniers jours du mois d'août.

Pendant les deux premiers mois, l'appétit augmente, mais depuis,
surviennent de l'inappétence, des vomissements, des palpitations
très-fréquentes. L'oppression devient très-considérable; il lui fut
bientôt impossible de monter même un étage. Depuis quinze jours,
œdème des membres inférieurs, bronchite intense, expectoration
abondante. Les crachats, depuis cette époque, sont teints de sang.

Enfin, de fréquentes syncopes d'assez longue durée surviennent
ces jours derniers. Son travail n'a rien de bien fatigant. Elle pique
des bottines pendant six à huit heures chaque jour.

Le 3 février, à la suite d'un accès d'oppression, elle se sentit
mouillée et vit qu'elle perdait un peu de sang. Le 4, nouvel écoulement de sang. Puis, douleurs de reins, et, dans la nuit du 4 au 5,
rupture de la poche des eaux.

Elle arrive à l'hôpital le 5, à 11 heures.

Le toucher fait reconnaître : 1° que l'orifice offre une dilatation
de 2 centimètres environ. Les bords sont très-minces; 2° que le
fœtus se présente par le tronc. Les battements du cœur ne peuvent
plus être perçus. L'utérus est fortement rétracté. En raison du volume peu considérable du produit de la conception, on décide qu'on
attendra l'évolution spontanée. Cette dernière a lieu à quatre
heures de l'après-midi.

L'enfant était mort, mais non macéré. Délivrance spontanée.
Une heure après, placenta sain, mais hydrotomisé. Suites de couches normales.

En auscultant le cœur, on trouve à la pointe un souffle systolique très-prononcé. Il y a de plus une hypertrophie du cœur assez considérable ainsi que le démontre la percussion.

A l'auscultation de la poitrine, on trouvait, lors de son entrée, de nombreux râles sous-crépitants à la base et sibilants dans le reste de la poitrine, râles qui disparaissent après la fausse couche.

Note. — Cette femme raconte que sa sœur qui, comme elle, a une affection du cœur, a déjà eu deux fausses couches, l'une à quatre mois, l'autre à cinq.

Cette observation est intéressante, car les accidents sont variés : hémoptysies, syncopes, puis accouchement prématuré à la suite d'un accès d'oppression assez fort. De plus, les accidents surviennent à la première grossesse. Ce fait n'est pas constant. Dans l'observation publiée par M. Budin, dans le *Progrès médical* de 1873, nous voyons, chez une femme atteinte d'insuffisance mitrale, les fausses couches précéder le développement des accidents organiques, ou du moins le moment où la femme a commencé à les ressentir.

L'observation qui suit, que nous a communiquée M. le professeur Peter, montre un phénomène plus naturel, c'est-à-dire les accidents obstétricaux commençant au moment où la maladie cardiaque prend une certaine recrudescence.

Observation XXI.

Clémence S..., 38 ans. Entrée le 19 mars 1874, à Saint-Antoine. Réglée à 13 ans, d'une façon régulière. Cette femme n'a jamais été malade. Les antécédents rhumatismaux sont nuls, Elle eut cinq enfants, venus à terme. Les accouchements furent faciles. Dans l'un seulement, on eut à se servir des fers. Les suites ont toujours été bonnes. Mais aucun de ces enfants ne vit. Tous moururent malingres, chétifs, affaiblis par les diarrhées et les bronchites, avant d'avoir atteint leur première année.

Depuis l'âge de 20 ans, cette femme avait ressenti quelquespalpitations, mais elles étaient devenues plus fréquentes, quand à 35 ans, elle redevint enceinte pour la sixième fois. Alors, grosse de cinq mois, elle fit une fausse couche. En juin 72, elle redevint grosse, et sa grossesse ne put pas, plus que les précédentes, arriver à terme. Elle eut encore une fausse couche à cinq mo2is/1,

Aucune chute, aucune violence, aucune perturbation morale ne peuvent expliquer ces avortements.

En novembre dernier, elle se vit de nouveau grosse. Des vomissements la tourmentèrent au début de sa grossesse. C'est d'ailleurs le seul phénomène à noter. Le 18 mars, dans la nuit, elle fut prise de douleurs utérines. Elle entra à l'hôpital l'après-midi, et l'accouchement fut facile.

Elle présentait une insuffisance mitrale avec rétrécissement, témoignant de la cause ces accidents survenus.

Dans cette observation, nous voyons les avortements, une fois commencés, se répéter à chaque grossesse. La suivante, que nous devons à M. Andral, nous donne un exemple d'avortement, compliqué de pertes tenaces et abondantes qui le précèdent.

Obs. XXII. — Insuffisance et rétrécissement mitral. Avortement.

Berthon (Adelphine), 23 ans, entrée le 5 fév. 1873.

Réglée à 16 ans. La menstruation s'établit sans difficulté, mais laisse beaucoup à désirer, tant au point de vue de l'abondance qu'à celui de la régularité.

Comme antécédents, on ne trouve rien au point de vue rhumatismal. A Paris, la malade eut la fièvre typhoïde. Ses parents vivent encore. Ils eurent 13 enfants, dont elle est la onzième. Six sont morts de maladies diverses, mais sans rapport avec son affection.

Venue à Paris à 20 ans, la malade, après avoir toujours été couturière, entre comme domestique dans une maison où on lui fit faire des travaux assez pénibles, tels que ceux des appartements. Ce surcroît de travail la fatigua beaucoup : elle commença à cracher le sang et à avoir des battements de cœur. Elle cessa alors, d'après le conseil du médecin de la maison, de se livrer à ces exercices trop violents.

En 1872, la malade eut des règles fort abondantes. A partir de ce jour, elles furent supprimées et les palpitations reparurent. C'est alors qu'elle pensa être enceinte.

Au commencement d'octobre, la malade ressentit quelques douleurs de ventre. Celui-ci commençait alors à se développer. En novembre, l'auréole brunit, le mamelon laissa échapper un liquide noirâtre. Pas de vomissements.

Le 31 décembre à 11 heures du soir, en fermant une boutique, elle laissa retomber une porte qu'elle reçut sur l'abdomen. Elle s'évanouit. Revenue à elle, elle remonta à sa chambre et cracha du sang toute la nuit. Les palpitations, dès lors, augmentèrent très-rapidement. La malade était incapable de faire un travail un peu pénible. L'essoufflement était rapide. Les crachements de sang fréquents et abondants. Les syncopes nombreuses.

Cet état continua jusqu'à l'entrée de la malade à l'hôpital.

Le mercredi 5 février, la malade présente un rétrécissement avec insuffisance mitrale.

Le 5. Nuit mauvaise. Palpitations. Pas d'hémoptysie, coliques sourdes.

Le 6. La malade ne se plaint pas. Pas d'oppression ni de toux. Respiration bonne.

Le soir, les coliques deviennent de plus en plus fortes et, à cinq heures, la malade fait une fausse couche.

Pas d'accidents consécutifs.

Le 24. Perte de sang et vertiges.

Le 1er mars. La malade quitte l'hôpital, notablement améliorée.

Nous pourrions multiplier les observations. Elles ne sont pas rares. Nous nous contenterons de donner encore la suivante, que nous a communiquée M. le professeur Peter. Ce fait est intéressant au double point de vue de l'accouchement prématuré et de la lésion placentaire.

**OBS. XXIII. — Insuffisance mitrale. Accouchement prématuré.
Lésions placentaires.**

Jeanne Comte, 30 ans, entrée le 29 septembre 1874.

Cette femme est atteinte de battements de cœur depuis l'âge de 15 ans. Jusqu'à cet âge, elle a joui d'une bonne santé. Ni rhumatismes, ni maladies antérieures.

Première grossesse en février 1873. Accouchement au mois de novembre de la même année. Accouchement simple. L'enfant bien portant vit encore. La grossesse a été mauvaise. A partir du quatrième mois, la malade a été tourmentée par des quintes de toux extrêmement pénibles et fréquentes, s'accompagnant de temps en temps du rejet de quelques crachats sanguinolents. Mais il n'y a jamais eu d'hémoptysies à proprement parler. En même temps, survinrent des palpitations violentes avec étouffements. Ces étouffements rendaient la marche difficile, le décubitus dorsal impossible. Plusieurs fois, la malade fut obligée d'interrompre ses occupations. Pas d'œdème des membres inférieurs.

L'accouchement se fit bien. Douze ou quinze jours après, survint une perte abondante. Ce fut là le seul accident.

Après l'accouchement, cette femme éprouva un mieux sensible dans son état. Les étouffements et les quintes de toux disparurent peu à peu. Les palpitations persistèrent, mais moins fortes et moins fréquentes.

Cette amélioration ne fut pas de longue durée, et bientôt, sous l'influence d'une seconde grossesse, les accidents reparurent avec une nouvelle intensité.

Cette seconde grossesse fut encore plus pénible que la première et les accidents, cette fois, se produisirent dès le début.

Ce sont, comme la première fois, des palpitations qui empêchent la malade de marcher et la forcent de rester assise dans un fauteuil. Ces phénomènes vont en s'aggravant, et présentent leur plus grande intensité à partir du premier mois. Dyspnée intense, quintes de toux, palpitations, œdème des membres inférieurs, rien n'y manque, et la malade entre alors à l'hôpital Saint-Antoine, le 29 septembre 1874, service de M. Mesnet. De là chez le Dr Peter.

L'accouchement est simple : l'enfant n'est pas à terme. Il est venu à huit mois : le placenta a subi la dégénérescence graisseuse.

A la visite du 5 octobre, la malade présente l'état suivant : face pâle. Dyspnée notable. Souffle assez rude à la pointe et au premier temps. Les battements du cœur sont assez forts, mais le pouls est si faible qu'il est impossible de prendre le tracé sphygmographique.

Quelques râles de bronchite. Ventouses sèches, potion éthérée.

Les jours suivants, l'état est à peu près le même, seulement la dyspnée est un peu plus forte. La malade est toujours obligée de rester assise sur son lit. La peau est légèrement cyanosée. Les palpitations ne diminuent pas, même faiblesse du pouls.

Le 13, quelques vomissement verdâtres.

Malgré l'avis du médecin, elle sort le 14 octobre, dans le plus déplorable état. Cependant, au bout d'un mois, elle est presque com-

plètement rétablie. L'enfant, né chétif, présentait un léger refroi-
dissement avec œdème de la poitrine et du bras gauche
Il mourut de sclérème quatre jours après.

Chez cette femme, nous pouvons encore voir d'une façon
précise la relation qui rattache la fausse couche et le phénomène de gêne respiratoire. C'est au milieu de graves accidents de bronchite que la terminaison se produit, et elle est
en rapport avec la gravité de ces accidents ; nous trouvons
deux choses de plus que dans la note précédente : un pla -
centa dégénéré et un fœtus chétif, refroidi, qui vit quatre
jours. On peut donc encore considérer ce fait comme un
exemple de l'influence déplorable et mortelle quelquefois de
l'anhématosie maternelle sur le produit de la congestion. On
en peut encore tirer un autre enseignement, et ce dernier est
en rapport avec un point précédemment traité. Ici, évidem-
ment, c'est l'état gravide qui entretenait la bronchite de la
mère et en faisait toute la gravité, car, malgré le pronostic
le plus sombre, la mère, rendue à elle-même, privée des soins
intelligents et éclairés qui lui étaient fournis à l'hôpital, a su
trouver dans son organisme assez de vie pour réparer, une
fois la cause enlevée, tous les désordres qu'elle avait produits.

Il nous reste, pour terminer cette grande question, à tâcher
de saisir les traits principaux de ce genre d'accidents. Les
quelques observations qui précèdent en ont élucidé la nature
et la pathogénie, nous l'espérons du moins ; mais, pour en
tracer une symptomatologie générale, nous avons besoin de
plus de faits, nous devons, en les multipliant, chercher à saisir leur commun caractère, et c'est ce travail que nous allons
résumer dans les quelques alinéas qui vont suivre.

Le premier caractère qui frappe d'abord, c'est l'irrégularité
qui semble présider à l'apparition de ces accidents. Ainsi , à
côté de femmes dont toutes les grossesses se sont terminées,
sauf une ou deux, par l'accouchement avant terme, nous en
voyons chez qui, en général, les grossesses sont bonnes. Chez

d'autres, après une ou deux grossesses terminées avant la fin,
un nombre égal ou même supérieur s'écoule d'une façon normale, et quelquefois les accidents reparaissent plus tard. Tel
est le cas rapporté par Duroziez, de Tardivel, où la fausse
couche eut lieu à la quatrième grossesse, à la sixième et
à la neuvième. La raison de cette irrégularité est la suivante : L'acide carbonique, nous le savons, est toujours en
excès dans le sang de la femme enceinte. Si sa quantité devient trop forte, il occasionne soit la mort du fœtus et la
fausse couche, soit la fausse couche simple. Mais il ne l'occasionne qu'autant que son élimination se trouve restreinte,
autrement, la surabondance nécessaire n'a pas le temps de
s'accumuler. Ce qui revient à dire qu'ici nous avons à faire
intervenir un autre facteur, et ce facteur, nous le trouvons
constitué, d'une part, par les causes qui viennent diminuer
le second membre de l'équation existant normalement entre
les appareils circulatoires et respiratoires, d'une autre part,
par l'état général de la femme. Ces remarques, nous les
basons sur des faits dont elles découlent naturellement, et
ces faits sont les productions fréquentes des fausses couches
dès que l'arbre respiratoire est atteint, où dès qu'il survient
une attaque d'asystolie. Or, ces phénomènes étant infiniment
plus fréquents chez des sujets qui les ont déjà présentés avant
leur grossesse, on comprendra que la grossesse doit être bien
plus surveillée chez les malades qui ont déjà présenté quelques accidents généraux que chez celles dont la lésion cardiaque ne s'est manifesté au dehors par aucun symptôme
grave antécédent.

Cette explication ne pourrait pas être généralisée d'une
façon absolue, mais elle est vrai dans la très-grande majorité
des cas, et nous ne doutons pas de sa valeur. Pour les autres,
on doit se rappeler que certaines femmes présentent une disposition particulière aux fausses couches, et que la question
de constitution doit y jouer un rôle important.

Le second caractère de leur fréquence relative, d'après les recherches de Busch et de Moser (1), la proportion entre les accouchements à terme et les fausses couches chez les femmes saines est de 1,5,5. Or, nous ne craignons pas d'affirmer que, si on notait d'une façon rigoureuse les grossesses reconnues postérieurement aux phénomènes cardiaques chez les malades dont a déjà les observations, on arriverait à une proportion bien proche de 1/2, si elle ne le dépassait pas, pour les lésions mitrales. On voit, par conséquent, quelle est la fâcheuse influence sur le produit de la conception, surtout si l'on y ajoute les cas où l'enfant meurt jeune.

Il serait aussi intéressant de savoir de quelle façon l'époque de l'avortement est modifié par l'état cardiaque.

Chez les femmes saines, Whitehead (1) établit les proportions suivantes; sur 602 cas, on a :

Au 2ᵉ mois............	351	cas.
Au 3ᵉ.................	275	»
Au 4ᵉ.................	147	»
Au 5ᵉ.................	30	»
Au 6ᵉ.................	32	»
Au 7ᵉ.................	55	»
Au 8ᵉ.................	28	»

Dans les observations relatées, nous avons vu aussi des avortements se produire depuis le deuxième mois jusqu'au huitième. Mais si nous cherchons leur fréquence relative, nous trouvons les résultats de Whitehead singulièrement modifiés. Là encore, le cachet spécial de la gestation apparait. Très-rare à deux mois, à trois, à quatre, l'accident, suivant le développement de l'état de gravidité, de la marche des altérations du sang, augmente de fréquence à cinq, puis devient très-fréquent à six et à sept mois, pour diminuer à huit.

Enfin, dans plus de la moitié des cas, l'accident s'ac-

(1) On the causes and treantment of abortion and Sterlity.

compagne d'une perte assez abondante, chose qui n'a rien d'étonnant, en se rendant compte de l'état de la circulation maternelle.

On voit donc que la clinique, comme la théorie, nous rendent compte du cachet spécial des accidents arrivés aux femmes cardiaques quand elles deviennent mères. L'enseignementà en tirer est de se défier toujours de cet état mixte, de surveiller attentivement toutes les causes accessoires pouvant s'y ajouter d'ailleurs, en songeant que la plus légère peut rompre l'équilibre déjà si instable des fonctions.

C'est donc avec la plus grande raison que M. le professeur Peter a dit qu'on devait chercher dans les troubles profonds, apportés par la maladie du cœur à l'organe de la circulation, la raison de ces avortements si fréquents.

« Un des effets constants de toute affection cardiaque, du moins à une certaine période, dit un récent ouvrage, c'est l'accumulation du sang dans le système veineux ; il se produit alors une stase véritable qui amène des congestions multiples, congestions auxquelles participe le système utéro-placentaire au même titre que les autres viscères.

» A cet obstacle tout mécanique de la circulation intra placentaire va bientôt s'ajouter, sous l'influence d'une hématose maternelle insuffisante, une altération profonde dans la composition chimique du sang. Au lieu de se combiner avec l'oxygène, l'hémoglobine va se combiner avec l'acide carbonique ; le sang alors ne s'artérialise plus suffisamment et prend le caractère veineux. Or, pendant la vie intra-utérine, c'est dans le sang de la mère que le fœtus doit trouver son oxygène, que celui-ci vienne à manquer, l'enfant périra asphyxié et devra être expulsé. »

Il nous semble tout d'abord que l'auteur de ces quelques phrases a totalement oublié que, si l'oxygène se fixe sur l'hémoglobine et donne au pigment sanguin par la combinaison qu'il forme avec lui sa couleur artérielle, il n'en est nullement de même de l'acide carbonique qui existe dans le sang dissous dans le sérum, dont la dissolution est favorisée par les sels qui s'y trouvent. Cet acide n'a pas la moindre tendance à former avec l'hémoglobine la moindre combinaison. Telle est, croyons-nous du moins, la signification des recherches de M. Bruch, confirmées par celles de MM. Pfluger et Sestschenow. Nous ne nous permettons de signaler cette inadvertance que parce qu'elle nous intéresse à un haut degré vu le rôle important que jouent, dans la pathogénie que nous avons essayé d'établir, les diverses conditions de fixation de l'oxigène et de l'acide carbonique.

Si après cela, nous étudions le sens clinique de ces lignes, nous voyons que la question a été effleurée, mais non pas vue. Certainement il y a congestion. Certainement cette congestion joue un très-grand rôle en nuisant à l'hématose fœtale; mais, à partir de ce point, la marche des accidents diffère de celle indiquée par l'auteur. Il n'a nullement tenu compte de l'action spéciale du gaz carbonique sur les fibres de l'utérus, et par là, n'a pu donner une appréciation rigoureuse des faits : et l'enfant périra et devra être expulsé, dit-il. Non, le premier effet de l'accumulation gazeuse n'est pas de tuer l'enfant. Son premier effet est de provoquer des contractions utérines. Il ne le tue de suite que dans les cas où des accidents pulmonaires ou asystoliques viennent ajouter à l'état préexistant leur dangereuse puissance. Dans les autres cas, le fœtus, expulsé plus ou moins loin du temps où il devait naître, reste soumis à toutes les chances d'une plus ou moins grande viabilité.

Ainsi s'expliquent en grande part, les faits nombreux où l'enfant naît vivant, après un accouchement prématuré.

CHAPITRE IX.

ALTÉRATION DES ANNEXES.

Les autopsies des annexes ont été bien rarement faites dans les cas dont nous nous occupons. Et encore dans les rares exceptions où leur détail a été consigné, quelques-unes, faute d'un examen suffisamment rigoureux, ne peuvent servir à l'étude. Si nous avons ici placé ce chapitre, c'est beaucoup plus pour attirer l'attention sur ce point intéressant que pour élucider cette question, nous tenons à le répéter.

Chez quatre des malades étudiées dans le courant des précédents chapitres, nous avons trouvé des détails à cet égard. Il nous reste à ce sujet une observation recueillie par MM. Andral et Budin, que nous donnerons encore. Elle présente d'ailleurs, à plusieurs points de vue, un sérieux intérêt.

Obs. XXIV. — **Affection cardiaque. Grossesse. Accouchement prématuré. Enfant mort. Lésions placentaires.**

Le 6 février 1873, à trois heures de l'après-midi, début des accidents.

Le ventre est fort peu volumineux, au point qu'on se demande s'il y a grossesse, mais la femme se plaint de douleurs vives. Elle fait des efforts. A l'application de la main sur l'abdomen, on sent, en le déprimant, un globe dur, résistant sous le doigt, remontant environ jusqu'à 3 travers de doigt au-dessous de l'ombilic, mais incliné fortement à gauche et n'arrivant pas tout à fait jusqu'à la ligne médiane.

Au moment de pratiquer le toucher vaginal, M. Andral aperçut une tumeur brunâtre, arrondie, lisse, qui, ayant écarté les lèvres de la vulve, faisait saillie au dehors. Cette tumeur était fermée par les membranes intactes dans lesquelles était contenu le fœtus. On distingue ses pieds, ses jambes, puis ses mains.

Tandis que, d'un côté, on recevait le fœtus, de l'autre, on frictionnait l'utérus à travers la paroi abdominale. L'enfant macéré et mort sortit tout entier sans que la poche fût rompue. De nouvelles frictions furent exercées. Après quatre ou cinq minutes, le placenta lui-même fut expulsé.

Les parties intactes furent conservées dans une cuvette remplie d'eau jusqu'au lendemain.

L'examen des annexes est ainsi établi :

On ne trouve pas de trace de la caduque.

L'amnios est intact.

Le chorion est rompu dans le cinquième au pourtour du placenta, si bien que l'amnios s'étant détaché du chorion placentaire, le chorion partait du pourtour du cordon.

Le chorion placentaire se détache très-aisément de la masse du cotylédon à laquelle il est seulement réuni par des vaisseaux.

Quant au gâteau placentaire, il présente 11 centimètres de diamètre dans un sens, et 12 dans l'autre. Il est très-irrégulier, arrondi, sur ses bords, formé d'un tissu blanc grisâtre, composé de villosités atrophiées, dans presque toute son étendue. Il a subi la dégénérescence graisseuse. Cette dégénérescence n'est pas isolée, par noyaux, mais tous les cotylédons sont plus ou moins envahis ; elle est, à proprement parler, diffuse. Dans certaines parties, la totalité des cotylédons est en dégénérescence. Dans d'autres, la moitié ou les deux tiers seulement ont subi la même transformation. Il en résulte une coloration d'un blanc grisâtre sur certains points, d'un blanc rosé sur cinq autres.

Le deux tiers au moins de la totalité du placenta sont altérés.

Nulle part, de foyer hémorrhagique.

L'examen histologique confirme l'examen à l'œil nu. Dans les parties rosées, on trouve des villosités choriales, ayant leur volume normal et présentant des vaisseaux encore remplis de sang. Dans les parties blanches, les villosités sont très petites, comme atrophiées. Elles sont vides de sang et infiltrées de granulations granulo-graisseuses.

Les vaisseaux qui se rendent à ces parties sont blancs, résistants comme des cordons fibreux.

Le cordon est rouge brunâtre, on y trouve encore la trace d'une torsion marquée.

L'enfant est mou, macéré, et s'aplatit sous son propre poids.

Au résumé, l'observation de Mme L..., qui nous fournit les lésions les plus simples, nous donne l'hydrotomie du placenta Dans un autre cas, M. Budin a recherché les lésions sans

trouver rien d'anormal chez une femme cardiaque qui venait
de faire une fausse couche. Dans le cas de Marie Br..., nous
avons des dépôts jaunâtres dont l'examen histologique n'a
pas été fait, et dont nous ne pouvons essayer d'éclaircir la
nature, tout en faisant remarquer qu'ils s'accompagnaient de
conservation de la vie du fœtus bien conformé. Dans l'observation de Jeanne Comte, nous avons, sans aucun détail, les
mentions d'une altération placentaire, s'accompagnant de la
mort de l'enfant, Dans celle de Vallet, une atrophie considérable du placenta, sans dégénérescence, accompagnée de la
mort du fœtus. Dans la dernière, une dégénérescence graisseuse très-considérable, coexistant aussi avec la mort de
l'enfant,

Ces quelques notes sont bien vagues pour en tirer des conclusions ; cependant, ne serait-il pas permis, en nous basant
d'une part sur les caractères généraux des accidents gravido-
cardiaques, de l'autre, sur les données de la physiologie
pathologique que nous avons exposées précédemment, de reconnaître une double genèse à ces phénomènes morbides.

Le phénomène de l'hydrotomie du placenta doit être assez
fréquent, et il paraît reposer uniquement sur la gêne de la
circulation utérine. La genèse, pensons-nous, serait sous la
dépendance de l'augmentation de la pression vasculaire,
par stase ; son influence sur la vitalité du fœtus sera variable
suivant son degré. Si elle est légère, elle pourra permettre
à l'enfant de se développer avec une difficulté plus ou
moins grande, mais l'enfant vivra. Si elle augmente,
elle gêne la circulation fœtale, aussi bien que la circulation placentaire. Du côté du dernier organe, nutrition
insuffisante et tendance aux altérations du côté du fœtus,
quelquefois sa mort.

En sus de cette action toute mécanique, nous devons retrouver naturellement l'influence des nouvelles propriétés dues
à l'altération du sang. Ici, nous avons, conformément à l'avis

déjà exprimé, à tenir compte d'une marque d'éléments nouveaux, par conséquent d'un défaut de nutrition, d'autre part, de la présence d'éléments étrangers dont quelques-uns ne sont pas sans avoir sur les tissus organiques une action spéciale.

De même que Simpson et quelques autres observateurs avec lui ont fait jouer un rôle important à cette altération dans le genèse des endocardites, de même, nous croyons à une extension de ce rôle au cas qui nous occupe. En raison de l'altération du sang, la nutrition du placenta doit être incomplète ou viciée, et de ce double caractère, suite inévitable de la nouvelle situation qui lui est faite normalement et qui, sous l'influence d'une altération cardiaque, est portée à l'extrême doivent survenir des phénomènes morbides, traduisant le désordre circulatoire.

Ces phénomènes sont au nombre de deux : l'atrophie ou un développement insuffisant se rattachant d'une façon plus spéciale à la première cause. Des altérations diverses se rapportant surtout à la seconde, et ces altérations ne peuvent être que des dégénérescences portant sur l'organe mal nourri. D'où, tout au moins, la dégénérescence graisseuse qu'a révélée l'autopsie.

Pour les autres cas, se rapportant à des dégénérescences de nature peu déterminée, il n'entre pas dans notre devoir de hasarder aucune idée précise sur leur nature. Mais nous croyons qu'ils ne nuisent en rien aux idées émises.

La thèse de Bustamente (68) contient des détails intéressants sur les dégénérescences placentaires, ou plutôt sur les masses fibreuses qu'on y rencontre. Les théories, pour les expliquer sont multiples. M. Robin y a vu une oblitération fibreuse des vaisseaux placentaires.

D'autres auteurs les ont considérées comme résultant de phénomènes d'hémorrhagie avec transformation des caillots, c'est là l'apoplexie placentaire de Jacquemier.

Pour M. Bustamente, il y a tout autre chose. Se basant sur les nouvelles conditions faites au sang par l'état de gestation, sur sa tendance à la coagulation, sur son ralentissement dans l'utérus, il y voit une thrombose placentaire avec organisation du caillot, retrait de la partie malade et diminution de volume consécutive.

Quelle que soit la façon de voir à laquelle on se rattache, il est facile de comprendre que, dans toutes, on retrouve cette donnée qui les domine : dégénérescence, hémorrhagie, ou thrombose, qui dans les trois cas, sont sous la dépendance de l'état de la circulation ou des qualités du sang, défectueuse surtout si l'organe central vient à s'altérer.

Cette façon d'envisager les faits, nous permet de tenter uue explication des accidents survenus chez le fœtus. Il est tout d'abord évident que l'atrophie ou une altération quelconque du placenta doit jouer, dans la nutrition de l'enfant, un rôle de majeure importance. Seuvre, dans l'observation qu'il a publiée, trouvant un fœtus avec un poids inférieur à celui qu'il eût dû avoir, admet que le désordre circulatoire en est une raison suffisante. De même, par un mécanisme analogue à celui de l'asphyxie par rétrécissement du champ de l'hématose, l'enfant peut être asphyxié si la surface où son sang vient puiser les matériaux nécessaires à sa nutrition, par une cause quelconque est diminuée et devient insuffisante, mais un mur peut souvent précéder le moment de son expulsion.

Dans ce cas spécial où le fœtus succombe sous l'influence d'une altération à marche incertaine, dont l'effet est préparé de longue main par les modifications organiques, l'enchaînement des faits n'est plus le même que dans les cas ordinaires de fausses couches, dans ceux dont nous avons parlé dans le précédent chapitre, L'accumulation d'acide carbonique perd son droit au premier rôle qui appartient alors à l'altération placentaire, et les conditions d'asphyxie ou d'intoxication du côté de l'enfant, peuvent avoir produit leur effet avant que, du côté de l'utérus, les conditions nécessaires à la production de la fausse couche, soient devenues assez puissantes pour agir. Or, comme ce temps peut être variable, il n'y a rien d'étonnant à ce que l'enfant soit trouvé mort et macéré dans un utérus où ne se trouvent pas réunies les conditions destinées à produire son expulsion.

En tous cas, on comprendra que, soit qu'on ait affaire à une hémorrhagie, soit qu'on ait affaire à des coagulations veineuses, soit qu'on ait affaire à des dégénérescences organiques, le mécanisme est le même : diminution du champ de l'hématose fœtale, si j'ose m'exprimer ainsi. En conséquence, le pronostic sera d'autant plus grave, que la lésion sera plus étendue et que son effet deviendra plus puissant. Si elle est peu prononcée, elle peut permettre la vie du fœtus. Mais, dans tous les cas, on verra qu'il est possible de retrouver tous les intermédiaires depuis le développement imparfait cite par Seuvres aux cas de mort présentés dans le courant de ce travail.

Telles sont les explications que nous a inspirées l'étude des faits précédents. Avec de nouvelles observations et de rigoureuses études, on parviendra sans doute à éclaircir tous les nuages qui planent sur ce point de pathologie obstétricale.

CHAPITRE X.

DE LA GRAVITÉ RELATIVE DES DIVERSES AFFECTIONS CARDIAQUES AU POINT DE VUE OBSTÉTRICAL.

La question qu'il nous reste à examiner et à laquelle nous consacrons ce dernier chapitre, est un des problèmes les plus intéressants que puisse se poser le praticien, en présence de la responsabilité pronostique qui lui incombe en face d'une jeune fille qui vient lui demander si elle peut se marier, ou en face d'une femme qui vient à l'hôpital. pour accoucher, et chez laquelle il découvre les symptômes d'une maladie de cœur. Peut-on établir des catégories basées sur la nature de la maladie du cœur, catégories d'après lesquelles l'avis donné pourra différer, on doit en englober toutes les cardiaques sous la même condamnation.

Les observations que nous avons données jusqu'à présent sont presque toutes des observations de lésions mitrales. La chose n'a rien d'étonnant, lorsqu'on songe à la fréquence excessive de ces altérations comparées à celles qui atteignent les autres orifices .Nous n'avons pas cherché à varier à ce point de vue les notes que nous avons cru devoir donner, nous proposant d'embrasser cette question d'une façon plns vaste dans un article spécial.

Une première opinion consignée dans la thèse de M. Berthiot tend à faire prévaloir l'idée qu'aucune division à cet égard n'est réellement légitime. Cependant, dit-il, en raison du peu d'observations qui ont été recueillies relativement à une altération aortique, en raison du peu de retentissement des lésions aortiques en général sur la circulation pulmonaire, ce sont elles qui paraissent offrir le moins de danger. Nous serons forcément conduit à fonder notre opinion sur la double base de ces faits, dont il accuse l'insuffisance, rares en réalité, et sur ce plus ou moins de retentissement, mais nous nous croirons autorisé à conclure sur cette double base, car, d'un côté, il est probable que, sur un plus grand nombre de faits, la proportion ne serait nullement changée et, d'autre part, il nous semble qu'un des grands dangers de l'état gravido-cardiaque est précisément subordonné au retentissement de la lésion sur l'état général de l'individu.

Nous reviendrons plus tard sur cette idée et nous la développerons comme elle le comporte.

M. le professeur G. Sée, dans sa leçon faite à la Charité, sur le sujet qui nous occupe, leçon publiée dans l'*Union médicale* (janvier 1874), établit, au contraire, des catégories tranchées.

Il ne parle pas du rétrécissement aortique, qu'il considère comme une maladie assez rare pour qu'on n'ait pas à s'en occuper. Passaut à l'insuffisance aortique, il s'appuie sur plusieurs cas heureux pour en établir le pronostic bénin. Pour le rétrécissement mitral, il professe que quelle que soit la force du souffle, fut-il arrivé au piaulement, on doit surtout avoir en vue les phénomènes morbides antécédents, et que si l'asystolie ne s'est pas déjà manifestée par ses attaques caractéristiques, on n'a rien à craindre. Il cite, à ce sujet, deux observations.

Dans la première, où le souffle était râpeux, la grossesse n'a pas même augmenté un peu de dyspnée préexistant chez la femme.

Dans la seconde, le résultat a été le même, et, dans cette dernière, on pouvait percevoir un très-manifeste piaulement. A l'insuffisance mitrale, reviendrait la part la plus lourde des accidents, et, devant elle seule, le praticien devrait s'arrêter d'une façon absolue et chercher à garantir la femme des dangers d'une grossesse, en défendant le mariage.

Nous avons cherché à juger cette question, en donnant ici un tableau aussi complet que possible des cas d'accidents gravido-cardiaques publiés, et dont nous avons eu connaissance. Nous n'en avons nullement exclu les cas de grossesse chez les cardiaques terminés sans accidents.

Pour que ce relevé eût toute la rigueur nécessaire, il eût été bon de distinguer, dans les grossesses, celles qui avaient précédé et celles qui avaient suivi le développement de la maladie du cœur. Ce travail n'a pu être fait, et nous avons cru devoir les comprendre toutes, faute de renseignements suffisants. En agissant ainsi, nous sommes sûr de ne pas exagérer la gravité de l'état à étudier. Bien plus, nous sommes sûr de rester au-dessous de la vérité, et nous croyons que ce dernier inconvénient est de beaucoup inférieur à celui qui eût consisté à exagérer, même involontairement, les conséquences d'un état déjà grave par lui-même.

Relativement aux accidents emboliques, nous n'avons accepté que ceux qui, survenant pendant la grossesse, ou dans les deux premières semaines après l'accouchement, nous ont paru être incontestablement sous l'influence de la puerpéralité. Les accidents de ce genre arrivés lorsque la circulation et son principal agent sont rentrés dans leurs conditions normales, nous ont paru être des accidents cardiaques et non des accidents gravido-cardiaques, puisque la modalité anormale de l'organisme maternel a disparu.

Or, l'inspection du tableau que nous avons fait nous donne, en effet, des résultats bien différents, suivant le genre de lésion.

De toutes, la plus bénigne est l'insuffisance aortique, au moins pour la question de l'avortement. Mais les divers accidents que nous étudions ont, entre eux, des liens si étroits, que nous croyons pouvoir passer de l'un à l'autre. Cependant l'immunité n'est pas absolue, quelques accidents, rares d'ailleurs, ont été signalés.

Nous n'avons qu'un seul cas de rétrécissement aortique. Par conséquent la question est encore à juger.

A côté de ces deux lésions qui permettent un pronostic bénin, nous avons l'insuffisance mitrale, où les accouchements avant terme atteignent la presque proportion de 1/2, où les grossesses se montrent pleines d'orageuses menaces, où les congestions pulmonaires, les hémoptysies, les palpitations viennent trop fréquemment interrompre d'une façon fatale le cours de l'état physiologique.

Le rétrécissement mitral a aussi sa gravité, moindre cependant que celle de l'insuffisance. La proportion des accouchements prématurés n'est guère que de 1/3. Les accidents de la grossesse sont les mêmes, un peu moins fré-

INSUFFISANCE AORTIQUE.

NOM DE L'AUTEUR.	NOM DE LA MALADE.	NOMBRE DE GROSSESSES.	GROSSESSES A TERME.	ACCIDENTS GÉNÉRAUX DES GROSSESSES.	ACCOUCHEMENTS PRÉMATURÉS.	ACCIDENTS IMMÉDIATS.	ACCIDENTS CONSÉCUTIFS.	ACCIDENTS DU FŒTUS.
Putegnat.	L.	2		Quelques palpitations à la fin.	2	Œdème pulmonaire.	Aggravat. cardiaque.	
Budin.	P.	1	1	Œdème et albuminurie.			Dyspnée et mort.	
Fischel.	...	1	1				Pyléphlébite et mort.	
Berthiot.	Al. Hug.	1	1					
G. Sée.	6 observations.	10	10					
		15	13		2			

RÉTRÉCISSEMENT AORTIQUE.

NOM DE L'AUTEUR.	NOM DE LA MALADE.	NOMBRE DE GROSSESSES.	GROSSESSES A TERME.	ACCIDENTS GÉNÉRAUX DES GROSSESSES.	ACCOUCHEMENTS PRÉMATURÉS.	ACCIDENTS IMMÉDIATS.	ACCIDENTS CONSÉCUTIFS.	ACCIDENTS DU FŒTUS.
Seuvre.	T.	5	3	Œdème pulmonaire.	2			Fœtus peu développé.

INSUFFISANCE MITRALE.

NOM DE L'AUTEUR.	NOM DE LA MALADE.	NOMBRE DE GROSSESSES.	GROSSESSES A TERME.	ACCIDENTS GÉNÉRAUX DES GROSSESSES.	ACCOUCHEMENTS PRÉMATURÉS.	ACCIDENTS IMMÉDIATS.	ACCIDENTS CONSÉCUTIFS.	ACCIDENTS DU FŒTUS.
Duroziez.	Millard.	3	2	Oppression.	1	Pertes excessives.		2e convul. et mort.
—	Tissot.	6	4	Cardiaque depuis la 4e.	2		Mort.	1 mort jeune.
—	Cratret.	4	2		2		Phénom. cardiaques.	1 mort-né.
Budin.	L.	17	8	Aggrav. progr. de la maladie.	9			
—	Marie S.	1		Palpitations violentes.	1			
Peter.	Carié.	1	1	Accidents pulmonaires graves.				
—	Picq.	4	4	Hémoptysies abondantes.			Mort de la mère.	Mort de l'enfant.
—	Brunin.	3	2	Accidents thoraciques.	1		Pertes.	
—	Comte.	2	1	Accidents thoraciques.	1			
Marty.	Demorny.	9	2	Palpitations, hémorrhagies.	7	Quelques pertes.		
—	Lebert.	·1		Palpitations, étouffements.				
—	Lasalle.	3	2	Œdèmes très-étendus.	1		Pleurésie.	
Pinard.	H. L.	1		Oppression, œdème.	1			
Ollivier.	Anne B.	5	3	Palpitation, hémiplégie.	2			
—	Ch. Marie.	1	1	Aggravation cardiaque.				
—	F.	2	1	Congestion pulmonaire grave.	1			
Peter.	H.	1	1	Accidents pulmonaires graves.		Métrorrhagie.	Asystolie et mort.	
Fischel.	...	1	1	Dyspnée extrème.				
		65	36		20			

INSUFFISANCE MITRALE ET AORTIQUE.

NOM DE L'AUTEUR.	NOM DE LA MALADE.	NOMBRE DE GROSSESSES.	GROSSESSES A TERME.	ACCIDENTS GÉNÉRAUX DES GROSSESSES.	ACCOUCHEMENTS PRÉMATURÉS.	ACCIDENTS IMMÉDIATS.	ACCIDENTS CONSÉCUTIFS.	ACCIDENTS DU FŒTUS.
Duroziez.	Perrin.	3	3	Albuminurie, anxiété.			Mort.	Les 3 mort-nés.

RÉTRÉCISSEMENT MITRAL.

NOM DE L'AUTEUR.	NOM DE LA MALADE.	NOMBRE DE GROSSESSES.	GROSSESSES A TERME.	ACCIDENTS GÉNÉRAUX DES GROSSESSES.	ACCOUCHEMENTS PRÉMATURÉS.	ACCIDENTS IMMÉDIATS.	ACCIDENTS CONSÉCUTIFS.	ACCIDENTS DU FŒTUS.
Duroziez.	Nandet.	3	3	Oppression, hémoptysies.		Mort à 7 mois.		
—	B.	1						
—	Tardivel.	10	6	Pertes considérables.	4	3 fois pertes énormes.		3 morts jeunes.
—	Jehan.	4	4					
—	Bailly.	5	3	Pertes abondantes.	2	1 perte énorme.		5 mort-nés.
—	Guyot.	6	1		5			
Icard.	P.	2	1	Broncho-pneumonie, syncope.	1		Suffocation et mort.	
G. Sée.	a	1	1	Pas la moindre augmentation des troubles cardiaques.				
—	b	1	1					
—	c	1	1					
Hecker.	...	1		Œdème pulmonaire et mort.				
Rambsbotham.	...	4	4	Toux et hémoptysies.		Mort subite.		
Budin.	V. R.	1		Dyspnée subite et mort.				
		40	25		12			

RÉTRÉCISSEMENT ET INSUFFISANCE MITRALE.

NOM DE L'AUTEUR.	NOM DE LA MALADE.	NOMBRE DE GROSSESSES.	GROSSESSES A TERME.	ACCIDENTS GÉNÉRAUX DES GROSSESSES.	ACCOUCHEMENTS PRÉMATURÉS.	ACCIDENTS IMMÉDIATS.	ACCIDENTS CONSÉCUTIFS.	ACCIDENTS DU FŒTUS.
Duroziez.	Bonenfant.	7	7		1			6 morts jeunes.
—	Raquillet.	3	2	Hémoptysie et œdème.				
—	Gourio.	10	10		1			3 morts jeunes.
—	Grosjean.	3	2	Hémoptysies et vom. de sang.	1			
—	Monot.	1		Œdème, anhélation.	1	Pleurésie.		
Budin.	Rossignol.	1			1			
Andral.	Berthon.	1		Essoufflement, syncopes, palpit.	1			
Marty.	Rouaud.	3	3	Aggravation cardiaque.			Mort et asystolie.	
Ollivier.	Charlotte G.	8	6	Bronchite et œdème.	2		Mort subite.	2 morts à 1 mois.
G. Sée.	X.	1		Œdème.	1		Mort.	
Peter.	F.	4	2	Congestion et mort des fœtus.	2	Mort de la mère.		
Berthiot.	Clémence D.	8	5	Aux dernières, phénom. cardiaques,	3			Tous morts jeunes.
Budin.	A. B.	1		Palpitations, coliques.	1			Enfant macéré.
		51	37		12			

RÉTRÉCISSEMENT. INSUFFISANCE MITRALE ET AORTIQUE.

NOM DE L'AUTEUR.	NOM DE LA MALADE.	NOMBRE DE GROSSESSES.	GROSSESSES A TERME.	ACCIDENTS GÉNÉRAUX DES GROSSESSES.	ACCOUCHEMENTS PRÉMATURÉS.	ACCIDENTS IMMÉDIATS.	ACCIDENTS CONSÉCUTIFS.	ACCIDENTS DU FŒTUS.
Duroziez.	Toussaint.	4	1	A la 4e ph. d'asystolie, œdème.	3	Pertes abondantes.		
—	Boubé.	1						Mort-né.
—	Laurain.	3	3	Aggravation de la maladie.				Morts jeunes.
—	Brouard.	1	1	Début de la maladie du cœur.				
—	Flachat.	3	3					
—	Brunet.	3	2	Palpitation et oppression.	1			
—	Martin.	3	3	Oppression.				Dernier mort jeune.
—	Loiseau.	2	2	Œdème général, hémoptysies.				
—	Thirion.	4	4	Hémoptysies, palpit., pleurésie.				
—	Curteley.	1		Fluxion de poitrine.	1			Mort avant l'acc.
		25	19		5			

quents peut-être. Mais M. le professeur Sée semble, en effet, être tombé sur trois cas spécialement heureux, et la rigueur de notre recensement, où ses observations ont place, nous conduit à porter un pronostic moins bénin.

A côté de ces faits où la lésion du cœur a été simple, nous avons une autre catégorie où les altérations se superposent, pour ainsi dire, d'où des difficultés d'interprétation bien plus grande.

Dans l'observation d'insuffisance double, on voit que l'influence relativement bénigne de l'altération aortique vient en quelque sorte adoucir la menace créée par l'altération mitrale.

Dans les cas de lésion mitrale double les accouchements avant terme n'atteignent pas la proportion d'un quart. Mais les grossesses sont encore bien chargées, et l'on ne saurait être trop réservé sur le pronostic.

Si à cette double lésion vient s'ajouter l'insuffisance aortique, nous croyons pouvoir dire que la gravité du pronostic n'augmente pas. La proportion des accouchements avant terme est de 1/5. Cependant les grossesses sont encore assez chargées pour que nous ne soyons pas fondés à reconnaître une amélioration dans le pronostic.

Le premier fait qui frappe donc est qu'en effet, il existe des différences énormes entre les diverses lésions cardiaques au point de vue de leur effet pronostic, et que la marche générale de décroissanc est facile à établir.

Le second est que, dans le même tableau, avec le même diagnostic, certaines femmes traversent heureusement une série de grossesses quelquefois longues, tandis que d'autres, à chaque grossesse, voient venir de nouveaux accidents.

Ces faits, en apparence contradictoires, rentrent cependant dans des lois bien connues. Pour s'en rendre compte, on n'a qu'à songer que le point de départ de tous les accidents que nous avons passés en revue, est le phénomène de la modifi-

cation sanguine, par conséquent, c'est un état congestif que
nous avons à examiner, état sur lequel vient s'enter un autre
état morbide, donnant lieu, lui aussi, à des troubles circulatoires, puisqu'il constitue lui-même une altération du moteur
central.

Or, si nous rappelons rapidement ce que nous apprend
l'étude des maladies du cœur chez un sujet quelconque, et en
particulier, celle des lésions vasculaires, nous savons que :

De toutes ces lésions, ce sont les lésions mitrales qui agis-
sent le plus directement sur le poumon. Elles s'accompagnent
rapidement de troubles du côté de la circulation veineuse.
Pour l'insuffisance en particulier, ces phénomènes sont pré-
coces. Les accidents pulmonaires ouvrent la scène, et les
accidents congestifs conduisent insensiblement à l'œdème.
Or, nous savons que les troubles de circulation veiueuse et
pulmonaire sont les principales causes des accidents étudiés
ici.

Dans les lésions aortiques, au contraire, les phénomènes
de stase veineuse sont bien moins prononcés et bien plus tar-
difs, car ils ne peuvent les provoquer que d'une façon bien
moins directe que les troubles auriculo-ventriculaires, et
après avoir d'abord agi sur l'oreillette. Mais, à la longue, la
compensation n'est pas exacte, l'effet morbide se produit et
les mêmes conditions amènent le même cycle morbide.

Or, qu'y a-t-il d'étonnant à la marche des accidents dans
les maladies de cœur avec grosesse ? Rien : elle pouvait, osons-
nous dire, être prévue d'avance. C'est celle des accidents dans
les cas ou le cœur est en jeu, chez un sujet ordinaire, avec
cette différence que les accidents sont plus fréquents et plus
grands dans le cas spécial qui nous occupe, puisque la lésion
évolue sur un terrain prédisposé aux accidents qu'elle provoque sur tous à un moment donné.

Les lois normales expliquent, on le voit, d'une façon très-
atisfaisante, l'inégale gravité du pronostic. Mais elles en-

seignent aussi qu'il faut se garder de l'optimisme. Une maladie de cœur est une menace perpétuelle ; une altération réagit sur l'autre, et les mêmes accidents peuvent se produire ; la route est plus ou moins longue, voilà tout.

Pour expliquer le second fait signalé, rappelons cette remarque déjà faite, qu'il faut tenir un très-grand compte des manifestations générales antécédentes. Que le souffle soit doux ou rude n'est certainement pas une circonstance indigne d'intérêt, mais il faut surtout voir comment l'organisme supporte son ennemi, et comment fonctionne l'hypertrophie compensatrice. Si une femme se présente au médecin, après avoir ausculté le cœur, on devra interroger avec soin les antécédents, et, selon que des phénomènes généraux se seront ou ne se seront pas montrés, on devra augmenter ou diminuer la gravité du pronostic.

Telles sont les bases sur lesquelles on pourra s'appuyer pour formuler un avis dans les difficultés si délicates que soulève cette importante question. Ici finit la tâche que nous avions entreprise. Il nous reste à résumer en quelques lignes les idées que nous avons exposées, laissant à d'autres le soin de traiter la partie thérapeutique et prophylactique avec tous les développements qu'elle comporte ; mais, nous croyons que, par un traitement basé sur les données qui précèdent, et dont nous avons cherché à éclaircir la complexité, on arriverait à diminuer singulièrement la gravité du pronostic, au point de vue de la mère et à celui de l'enfant. Les succès obtenus par les émissions sanguines et par l'accouchement artificiel prématuré, sont là pour en témoigner.

CONCLUSIONS.

1° La grossesse imprime à l'organisme maternel une modification spéciale prédisposant à divers accidents.

2° La cause première de tous ces accidents est constituée par l'ensemble des modifications du sang.

3° Les modifications du sang sont comprises sous deux chefs principaux : modification en quantité, modification dans la qualité.

4° A ces deux premières causes, vient s'ajouter une modalité nouvelle de l'appareil circulatoire qui en est l'effet immédiat, et qui vient joindre une action puissante pour produire des phénomènes morbides : c'est la tendance à la stase dans divers organes.

5° La modification volumétrique du sang produit l'hypertrophie physiologique, qui peut devenir permanente, et s'accompagner de divers accidents, tels que dyspnée, syncope, lésions valvulaires, rupture de l'organe. Si on ajoute à cette surcharge vasculaire l'altération du liquide qui remplit l'arbre circulatoire, on comprend les endocardites et les myocardites puerpérales aiguës.

6° Sous l'influence de cette même surcharge, se produisent diverses congestions. La plus fréquente est la congestion pulmonaire, d'où tendances aux bronchites et oppressions, troubles de l'hématose.

7° L'altération du sang donne lieu à des phénomènes comprenant essentiellement l'étude des coagulations veineuses et artérielles ; secondairement, des œdèmes et des accidents provenant de l'action directe sur les tissus qu'il baigne.

8° Ces derniers sont dominés par le fait de l'accumulation de matériaux viciés dans l'organisme, en particulier de l'acide carbonique. Ils peuvent agir sur le placenta en entravant la nutrition, et sur l'utérus, en provoquant l'accouchement prématuré.

Marty.

8

9° Les contractions indolores de la grossesse ont pour but de permettre au sang stagnant dans l'utérus de se renouveler avec une régularité en rapport avec les besoins de l'utérus.

10° Elles sont sous la dépendance de l'action directe de l'acide carbonique sur le tissu utérin. L'accumulation d'acide carbonique provoque la contraction, mais celle-ci peut dépasser son but, et alors elle provoque l'avortement.

11° Chez les femmes à l'état gravide, mais saines d'ailleurs, on retrouve donc le germe de ces divers accidents. La cause générale qui les domine, est la tendance à la rupture de l'équilibre qui existe normalement entre la quantité de sang à hématoser qui augmente, et celle du champ de l'hématose.

12° L'altération cardiaque surajoutée à un état qui a pu la faire naître (grossesse), concourt puissamment à rompre cet équilibre, en ajoutant son action spéciale sur un organisme dans les meilleures conditions pour subir sa désastreuse influence, et c'est en exagérant les conditions fâcheuses que nous venons d'énumérer, qu'il arrive à imprimer à la grossesse un cachet particulier de gravité.

13° Les lésions du cœur retentissent sur l'organisme gravide selon les mêmes lois, et suivant la même marche que pour un organisme normal.

14° Le pronostic devra donc se baser sur la nature de la lésion, d'une part ; sur l'état général du sujet, de l'autre, et sur l'existence ou la non-existence d'accidents antécédents à la grossesse, et développés sous l'influence du cœur, accidents qui montrent de quelle façon l'organisme tolère la lésion qu'il nourrit.

15° Le pronostic sera toujours très-réservé. L'influence réciproque de la grossesse sur les maladies du cœur, et des maladies du cœur sur la grossesse, renferme la malade dans un cercle morbide qui doit inspirer de sérieuses craintes.

INDEX BIBLIOGRAPHIQUE.

Larcher. De l'hypertrophie normale du cœur pendant la grossesse.
Ducrest. Thèse de Doctorat.

— Cité par Beau. Nouvelles recherches sur les bruits des artères et applications à l'étude de plusieurs maladies. *Archives de médecine*, 1846.

Cazeaux. Traité d'accouchements.

Carl Schroder. Manuel d'accouchements. Traduction de M. le professeur agrégé Charpentier.

Brow-Séquard. Compte-rendu de l'Académie des sciences, 1857-1858.

— *Journal de physiologie*, 1858.

— Experimental Researches applied te physiology and pathology.

Simpson. *Edimburgh monthly journal*, 1854.

— Obstetric memoirs.

Scanzoni. Wiener Wochenschrift.

Campbell. Thèse de doctorat, 1849.

Fr. Ramsbotham. *London medical repository*.

Mac Clintock. *Union médicale*, 7 juillet 1853.

Quain. On the fatty diseases of the heart. M. Ch. trans. 1850.

Nicholl. Case of rupture of the heart. Lancet, 1852.

Duroziez. Bulletins de la Société de médecine de Paris.

Putegnat. Quelques faits d'obstétricie.

Hecker. Klinik der Geburtskunde.

Moser. Handbuch der Geburtskunde in alphabetischer Ordnung. Article abortus.

Whitehead. On the causes and treatment of abortion and sterility.

Fischel. Allgemeine Wiener medizinische Zeitung, 1873.

— *Mouvement médical*, 1873.

Robert Lee. Midwifery.

Jacquemier. Traité d'accouchements.

Da Costa. *Journal général de médecine*, 1827.

Dehous. Thèse de doctorat, 1854.

Otto Spiegelberg. Mittheilungen aus der gynäkologischen Klinik.

Mordret. Académie de médecine, 1848.

De Soyre. Thèse d'agrégation.

Meynier. Des morts subites des femmes enceintes ou récemment accouchées.

Winckel. Die pathologie und Therapie des Wochenbetts.
— Sur les formes aiguës de l'endocardite.
De Lotz. De l'état puerpéral considéré comme cause d'endocardite Bulletin de l'Académie de médecine, 1857.
Virchow. Gesamm. Abhandlungen, 1856.
— Monatschrift für Geburtskunde, 1858.
Westphal. Endocardités ulcerosa in puerperium, unter dem Schein von Puerperalmanie auftretend Vichow's, Archiv., 1861.
Charcot et Vulpian. Note sur l'endocardite ulcéreuse aiguë à forme typhoïde. Mémoires de la Société de biologie, 1861.
Edmond Michel. Thèse de Paris, 1873.
Decornière. Thèse de Paris, 1869.

Ollivier. Compte-rendus de la Société de biologie, 1868-1869.
— Archives de médecine, 1873.
Peter. Leçons de clinique médicale, 1873. Observation de 1865. Congrès de Norwich, juillet 1874. Lancet, 7 novembre.
Duroziez. Archives de tocologie, 1875.
Budin. *Progrès médical*, 1873.
Colnenne. Thèse de Paris, 1872.
Seuvre. *France médicale*, 1874.
Berthiot. Thèse de Paris, 1876.
Heinrich Fritsch. Bemerkungen zur Pathologie und Physiologie des Circulatious Apparates bei Schwangeren und Wöchnerinnen.

Paris. A. Parent, imprimeur de la Faculté de Médecine, rue Mr-le-Prince. 31.

TABLE DES MATIÈRES.

NOUVELLES PUBLICATIONS DE LA LIBRAIRIE V. ADRIEN DELAHAYE ET Cᵉ

Clinique médicale, par le docteur Noël GUÉNEAU DE MUSSY, médecin de l'Hôtel-Dieu, membre de l'Académie de médecine, etc., 2 vol. in-8.............. 24 fr. »

Des névroses menstruelles ou la menstruation dans ses rapports avec les maladies nerveuses et mentales, par le docteur BERTHIER, inspecteur-adjoint des aliénés de la Seine, médecin expert près le tribunal civil, 1 vol. in-8.............................. 5 fr. »

Manuel de prothèse ou de mécanique dentaire, par O. COLES, chirurgien-dentiste à l'hôpital spécial de Londres, traduit par le docteur G. DARIN, 1 vol. in-8, 150 figures dans le texte........................ 6 fr. »

Leçons sur les maladies du système nerveux faites à la Salpêtrière, par le docteur CHARCOT, professeur à la Faculté de médecine de Paris, recueillies et publiées par le docteur BOURNEVILLE, 2ᵉ édition revue et augmentée, tome 1ᵉʳ, 1 vol. in-8, avec 27 figures dans le texte, 9 planches en chromolithographie et une eau forte, le vol. cartonné............................. 13 fr. »

Tome 2ᵉ, — 1ᵉʳ fascicule : Anomalies de l'ataxie locomotrice; 2ᵉ fascicule : De la compression lente de la moelle épinière. In-8, avec 2 planches, prix de chaque fascicule............................ 2 fr. »

3ᵉ fascicule, — Des amyotrophies spinales, in-8, avec fig. et pl.... 4 fr. »

Traité pratique des maladies du cœur, par FRIEDREICH. Ouvrage traduit de l'allemand par les docteurs LORBER et DOYON, 1 v. in-8 cartonné......... 10 fr. »

Leçons sur le strabisme, les paralysies oculaires, le nystagmus, le blépharospasme, etc., professées par F. PANAS, chirurgien de l'hôpital Lariboisière, professeur agrégé à la Faculté de médecine de Paris, chargé du cours complémentaire d'ophthalmologie, etc., rédigées et publiées par G. LOREY, interne des hôpitaux; revues par le professeur, 1 v. in-8, avec 10 fig. dans le texte. 5 fr. »

Traité de médecine légale et de jurisprudence médicale, par LEGRAND DU SAULLE, médecin de l'hôpital de Bicêtre (service des aliénés), médecin expert près les tribunaux, etc. 1 fort vol. in-8........................ 18 fr. »

Des vues longues, courtes et faibles, et de leur traitement par l'emploi scientifique des lunettes, par SOELBERG WELLS, professeur d'ophthalmologie à King's College, de Londres, etc., ouvrage traduit sur la 4ᵉ édition par le docteur G. DARIN, 1 vol. in-8, avec figures................... 4 fr. »

Traité élémentaire des maladies de la peau, par A. GAILLETON, ex-chirurgien en chef de l'Antiquaille, chirurgien en chef des Chazeaux (maladies cutanées et vénériennes), 1 vol. in-8.................... 6 fr. »

Maladies de l'oreille, nature, diagnostic et traitement, par le professeur JOSEPH TOYNBEE, avec un supplément par JAMES HINTON, chirurgien auriste à Guy's hospital, traduit et annoté par le docteur DARIN, 1 vol. in-8, avec 99 figures dans le texte. 8 fr. 50

Manuel médical des eaux minérales, par le docteur LE BRET, médecin-inspecteur honoraire des eaux de Baréges, président de la Société d'hydrologie médicale de Paris, 1873-74, etc., 1 vol. in-12...................... 5 fr. 50

Clinique médicale des affections du cœur et de l'aorte, observations de médecine traduites de l'anglais par le docteur BARELLA, membre de l'Académie royale de médecine de Belgique, etc. (le tome 1ᵉʳ est en vente, le tome II paraîtra prochainement), in-8.......................... 6 fr. »

Étude clinique de la phthisie galopante, preuves expérimentales de la non-spécificité et de la non-inoculabilité des phthisies; par le docteur METZQUER; ouvrage précédé d'une préface de M. le professeur FELTZ, in-8............ 4 fr. »

Des infiniment petits rencontrés chez les cholériques, etiologie, prophylaxie et traitement du choléra, avec planches micrographiques, par le docteur G. DANET, 1 vol. in-8.......................... 5 fr. »

La pierre dans la vessie, avec indications spéciales sur les moyens de la prévenir, ses premiers symptômes et son traitement par la lithotritie, par WALTER J. COULSON, chirurgien à St-Peter's Hospital, pour la pierre et les autres maladies des organes urinaires. Traduit de l'anglais par le docteur H. PICARD. In-8................... 3 fr. »

Histoire de la vaccination. Recherches historiques et critiques sur les divers moyens de prophylaxie thérapeutique employés contre la variole depuis l'origine de celle-ci jusqu'à nos jours, par le docteur E. MONTEILS, médecin des épidémies, 1 vol. in-8.............................. 7 fr. »

Paris.—Typ. A. PARENT, imprimeur de la Faculté de Médecine, r. M.-le-Prince, 29-31

www.ingramcontent.com/pod-product-compliance
Ingram Content Group UK Ltd.
Pitfield, Milton Keynes, MK11 3LW, UK
UKHW021741090726
13657UKWH00002B/853